HARMONIE DU CORPS ET DE L'ÂME :

PRIÈRES, PHYTOTHÉRAPIE ET TECHNIQUES DE GUÉRISON

Kris Roots

Creative Consciousness Editions   Kris Roots

TABLE DES MATIERES

Introduction

Précautions

Creative Consciousness Editions   Kris Roots

Remerciements

Creative Consciousness Editions   Kris Roots

INTRODUCTION

Dans le vaste univers de la guérison et du bien-être, l'homme a exploré depuis des millénaires les profondeurs de son existence à la recherche d'harmonie, de guérison et d'équilibre. Dans ce voyage de découverte, deux domaines aux richesses infinies, la spiritualité et la nature, se rejoignent pour tisser un réseau subtil de guérison holistique. Ces deux piliers, guidés par la foi et le pouvoir des plantes, s'entrelacent avec des techniques telles que l'acupression pour former un chemin vers la guérison intégrale.

Ce livre se propose d'être une éclairante exploration de l'art de combiner la puissance des prières, la sagesse des herbes et l'expertise de l'acupression dans une symphonie de guérison. De l'obscurité de l'ignorance à la lumière de la connaissance, nous allons parcourir les couloirs de la prière, les allées des jardins de plantes médicinales et les chemins énergétiques de l'acupression pour découvrir comment ces trois piliers de guérison interagissent pour former une méthode holistique et éclairée.

À mesure que nous plongeons dans les pages de ce livre, nous allons explorer comment les prières agissent comme des ponts entre notre esprit et l'univers, comment les plantes médicinales offrent leurs dons de guérison et comment l'acupression, en stimulant des points clés du corps, permet à l'énergie vitale de circuler harmonieusement. Nous allons découvrir comment ces trois forces distinctes convergent pour créer une approche de guérison qui va bien au-delà de la somme de ses parties.

Que vous soyez un chercheur spirituel, un amateur de phytothérapie ou un adepte de l'acupression, ce livre vous invite à explorer les zones de recoupement et d'interaction entre ces domaines. À travers des histoires, des exemples pratiques et des enseignements anciens, nous allons apprendre comment cultiver un lien intime avec la nature, nourrir notre bien-être mental et physique, et embrasser une approche globale de la guérison.

Entrez dans ce voyage fascinant, où les prières résonnent avec l'énergie des plantes et où les mains douces de l'acupression guident notre voyage vers l'harmonie, la santé et la transcendance.

Dans les chapitres qui suivent, nous explorerons les principes fondamentaux de chaque domaine, découvrirons comment ils se complètent, et apprendrons comment les intégrer pour créer une expérience de guérison enrichissante.

PRECAUTIONS

Voici quelques précautions que vous devriez considérer tout en explorant les interactions entre prières, phytothérapie et techniques comme l'acupression :

Consultation Médicale : Avant d'entreprendre toute modification significative de votre routine de guérison, je vous encourage vivement à consulter un professionnel de la santé qualifié. Chaque individu est unique, et un avis médical peut vous aider à déterminer ce qui est sûr et adapté à votre situation particulière.

Sensibilité aux Allergies et Interactions Médicamenteuses : Gardez à l'esprit que certaines herbes peuvent provoquer des allergies ou interagir avec des médicaments que vous prenez déjà. Il est essentiel de discuter de l'utilisation d'herbes avec votre médecin pour éviter toute réaction indésirable ou interaction néfaste.

Précautions pour l'Acupression : Si vous choisissez d'explorer l'acupression, assurez-vous de vous informer sur les points appropriés et les techniques de pression. Pour éviter des problèmes de santé potentiels, je vous conseille de vous familiariser avec l'acupression auprès d'un professionnel compétent ou en suivant des ressources fiables.

Écoutez Votre Corps : Soyez attentif aux signaux que votre corps vous envoie. Si vous ressentez une douleur inhabituelle, une gêne ou des effets secondaires inattendus lors de l'utilisation de prières, d'herbes ou de techniques de guérison, cessez immédiatement et demandez des conseils médicaux.

Dosages et Quantités : Si vous décidez d'expérimenter avec des herbes, gardez à l'esprit que les quantités et les dosages sont cruciaux. L'utilisation excessive ou inappropriée d'herbes peut entraîner des effets indésirables. Recherchez et suivez les recommandations spécifiques pour chaque herbe avec prudence.

Diversité des Croyances : Respectez que les prières, les herbes et les techniques de guérison peuvent varier en fonction des croyances culturelles et spirituelles. Tenez compte de vos croyances personnelles et adaptez les pratiques à ce qui résonne le mieux avec vous.

Responsabilité Personnelle : Rappelez-vous que vous êtes responsable de vos choix en matière de santé. Les informations que je partage ici sont des guides, mais votre prise de décision doit être basée sur vos besoins et votre propre situation.

Éthique et Intention : Si vous explorez des aspects spirituels ou énergétiques, veillez à maintenir une intention éthique et bienveillante. Évitez les promesses extravagantes et les pratiques qui pourraient nuire à autrui. Pratiquez toujours avec respect et bienveillance envers vous-même et les autres.

En suivant ces précautions, vous pourrez aborder les pratiques de manière plus sûre, tout en prenant en compte votre santé physique, émotionnelle et spirituelle. Souvenez-vous que votre bien-être est la priorité, et n'hésitez pas à solliciter l'aide de professionnels de la santé si nécessaire.

GESTION DU STRESS ET RELAXATION

Prières :

Commence ta journée par une courte séance de méditation ou de prière. Visualise un état de calme et de sérénité. Prie pour la paix intérieure, la capacité à gérer le stress et la santé de ton esprit et de ton corps.

Exemple de prière :

"Divine Présence, source de paix et de sérénité,

En ce moment, je me tourne vers toi avec un cœur lourd de soucis et de stress. Je ressens le poids des défis et des responsabilités qui m'entourent, et je recherche ton aide pour trouver la tranquillité au milieu de cette tempête.

Je te demande de m'accorder le don de la paix intérieure. Enveloppe-moi dans ton amour bienveillant et dissipe les nuages sombres qui obscurcissent mon esprit. Aide-moi à lâcher prise sur les pensées qui me tourmentent et à libérer les tensions qui ont pris résidence dans mon corps.

Dans ces moments de prière, je choisis de me détacher de l'agitation extérieure et de me plonger dans le calme profond de ton essence. Guide-moi à travers la respiration consciente, permettant à chaque inspiration de renouveler mon énergie et à chaque expiration de libérer le stress qui ne me sert plus.

Que ton amour éclaire ma route, me montrant comment naviguer avec grâce à travers les défis qui se présentent à moi. Apprends-moi à cultiver une mentalité paisible et à canaliser l'énergie du moment présent pour créer un espace intérieur de détente.

Je te remercie pour ton soutien constant et pour la paix que tu m'offres. À travers cette prière, je choisis de lâcher prise et de trouver la tranquillité au cœur de la tempête. Que ma connexion avec toi me guide vers une relaxation profonde et une gestion saine du stress.

Amen."

Phytothérapie :

Avant de boire la tisane, prends un moment pour exprimer ta gratitude envers les plantes pour leurs propriétés bienfaisantes.

Valériane : La valériane est réputée pour ses propriétés apaisantes qui aident à calmer l'anxiété et à favoriser la relaxation.

Passiflore : La passiflore est utilisée pour réduire le stress et l'agitation mentale. Elle peut aider à induire un sentiment de calme.

Aubépine : L'aubépine est connue pour son effet apaisant sur le système nerveux. Elle peut aider à soulager l'anxiété et à favoriser le sommeil.

Millepertuis : Le millepertuis est associé à la régulation de l'humeur et peut aider à atténuer les symptômes légers de la dépression et du stress.

Fleur de la Passion (Passiflora incarnata) : Également connue sous le nom de passiflore bleue, cette plante est utilisée pour calmer les nerfs, soulager le stress et favoriser la détente.

Lime (Tilleul) : Les fleurs de tilleul ont des propriétés relaxantes et apaisantes qui peuvent aider à soulager l'anxiété et à favoriser un sommeil réparateur.

Rhodiola : Bien que souvent considérée comme un adaptogène, la rhodiola peut aider à renforcer la résilience au stress et à améliorer la réponse du corps au stress.

Cataire (Herbe à Chat) : La cataire peut avoir un effet apaisant sur certains individus, aidant à réduire le stress et l'anxiété.

Fleur de Camomille : La camomille est souvent utilisée pour ses propriétés apaisantes et relaxantes, favorisant ainsi la détente.

Kava : Le kava est originaire des îles du Pacifique et est connu pour son effet relaxant et apaisant. Cependant, son utilisation nécessite certaines précautions et consultations, car il peut interagir avec certains médicaments.

<u>Acupression :</u>

Utilise l'acupression pour soulager la tension et favoriser la détente. Appuie doucement sur les points d'acupression. Visualise l'énergie négative se dissiper à chaque pression.

Point de Conception du Vaisseau 6 (VC6) - Abdomen Inférieur : Ce point est situé à environ trois doigts sous le nombril. Il est souvent utilisé pour calmer l'esprit, soulager l'anxiété et favoriser la relaxation.

Point de l'Estomac 36 (E36) - Légèrement en Dessous du Genou : Ce point est situé juste en dessous du genou, à environ 4 doigts sous la rotule. Il est réputé pour renforcer l'énergie du corps et favoriser la relaxation.

Point du Cœur 7 (C7) - Paume de la Main : Ce point est situé dans la paume de la main, aligné avec l'auriculaire. Il est associé à la réduction du stress et à la promotion du calme intérieur.

Point du Rein 3 (R3) - Cheville : Situé juste au-dessus de la cheville, dans un petit creux entre le tendon d'Achille et le tibia, ce point peut aider à réduire l'anxiété et à calmer le système nerveux.

Point du Cœur 6 (C6) - Face Interne de l'Avant-Bras : Ce point est situé sur la face interne de l'avant-bras, à environ trois doigts au-dessus du poignet. Il est connu pour calmer l'esprit, soulager l'insomnie et favoriser la relaxation.

Point de la Vessie 17 (V17) - Niveau des Épaules : Ce point est situé au milieu du haut du dos, entre les omoplates. Il est souvent utilisé pour soulager les tensions émotionnelles et encourager un état de calme.

Point du Foie 3 (F3) - Dessus du Pied : Situé sur le dessus du pied, entre le premier et le deuxième orteil, ce point peut aider à libérer les tensions du corps et à calmer l'esprit.

Point du Maître du Cœur (MC6) - Paume de la Main : Ce point est situé dans la paume de la main, entre le deuxième et le troisième doigt. Il est utilisé pour soulager le stress et encourager la tranquillité.

Point de la Rate 6 (RP6) - Face Interne de la Jambe : Ce point est situé sur la face interne de la jambe, à environ quatre doigts au-dessus de la cheville. Il est associé à la réduction de l'anxiété et à la relaxation.

Point de la Vessie 20 (V20) - Haut du Dos : Situé entre les omoplates, ce point peut aider à soulager la tension dans le haut du dos et à favoriser une respiration profonde.

<u>Autres techniques :</u>

Respiration Profonde : Pratiquez la respiration profonde en inspirant lentement par le nez pendant quelques secondes, en retenant votre souffle pendant quelques secondes, puis en expirant lentement par la bouche. La respiration profonde peut calmer le système nerveux et induire un état de relaxation.

Méditation : La méditation consiste à se concentrer sur le moment présent, à travers des techniques de respiration, de visualisation ou de concentration. Cela peut aider à apaiser l'esprit et à réduire le stress.

Exercice Physique : L'exercice régulier libère des endorphines, des substances chimiques qui améliorent l'humeur, et peut aider à réduire le stress.

Yoga : La pratique du yoga combine des postures physiques, la respiration et la méditation pour promouvoir le bien-être mental et physique.

Massage : Un massage relaxant peut aider à relâcher les tensions musculaires et à réduire le stress.

Rire : Le rire libère des endorphines et peut détendre les muscles, ce qui peut contribuer à la gestion du stress.

Pratiques Spirituelles : La prière, la méditation spirituelle, la lecture de textes inspirants et la connexion à des valeurs profondes peuvent aider à créer un sentiment de paix intérieure.

Art et Créativité : S'adonner à des activités créatives comme la peinture, le dessin, l'écriture ou la musique peut être une forme d'expression et de soulagement du stress.

Écoute de Musique Relaxante : La musique apaisante peut aider à induire un état de relaxation et à calmer l'esprit.

Hydrothérapie : Prendre un bain chaud ou une douche relaxante peut aider à détendre les muscles et à apaiser le corps.

S'entourer de Nature : Passer du temps à l'extérieur dans la nature peut avoir un effet apaisant sur le corps et l'esprit.

Lecture : Lire un livre inspirant, une histoire relaxante ou des poèmes peut vous distraire du stress et vous transporter dans un autre monde.

Réduction de la Caféine : Limitez la consommation de caféine, car elle peut contribuer à l'agitation et au stress.

Régulation du Sommeil : Avoir une routine de sommeil régulière et suffisante est crucial pour gérer le stress.

Temps pour Soi : Prenez du temps pour vous-même chaque jour, que ce soit pour méditer, prendre un bain, pratiquer un passe-temps ou simplement vous détendre.

Expérimentez différentes techniques pour voir celles qui fonctionnent le mieux pour vous. La combinaison de plusieurs approches peut être efficace pour gérer le stress et favoriser la relaxation.

AMÉLIORATION DU SOMMEIL

Prières :

Médite sur un état de sommeil paisible et réparateur. Prie pour une nuit de repos profond.

Exemple de prière :

"Divine Présence, gardienne de la nuit et du repos,

En ce moment, je viens à toi avec un cœur ouvert et une humble demande. Les nuits agitées et les rêves troublants ont marqué mon sommeil, laissant mon corps fatigué et mon esprit épuisé. Je me tourne vers toi pour solliciter ton aide et ta bénédiction pour un sommeil paisible et réparateur.

Je te prie de guider mon esprit vers la quiétude, d'apaiser les pensées tourbillonnantes qui m'empêchent de trouver le repos. Permets-moi de m'endormir en sachant que tu veilles sur moi, créant un cocon protecteur de sérénité autour de mon lit.

Que tes énergies bienveillantes remplissent ma chambre, éloignant les cauchemars et les inquiétudes. Bénis mon sommeil avec des rêves doux et apaisants, et guide-moi à travers les profondeurs du repos réparateur.

Dans la douce obscurité de la nuit, je me remets entre tes mains aimantes. Je choisis de relâcher les tensions de la journée et de me laisser porter par les bras de Morphée. Que chaque respiration profonde m'enveloppe de calme, de la tête aux pieds.

Je te remercie pour ton amour et ton soutien infinis. À travers cette prière, je demande ton aide pour retrouver un sommeil profond et apaisant. Que mon corps et mon esprit se réveillent rafraîchis, prêts à accueillir une nouvelle journée avec énergie et clarté.

Amen."

<u>Phytothérapie :</u>

Camomille : La camomille est largement connue pour ses propriétés apaisantes qui favorisent la détente et le sommeil.

Valériane : La valériane est souvent utilisée pour son effet calmant sur le système nerveux, aidant ainsi à induire le sommeil.

Passiflore : La passiflore est réputée pour son pouvoir apaisant et peut aider à calmer l'anxiété, favorisant ainsi un sommeil plus profond.

Mélisse : La mélisse a des propriétés relaxantes qui peuvent aider à soulager le stress et à favoriser le sommeil.

Lavande : La lavande est souvent utilisée pour son parfum apaisant, qui peut aider à induire la relaxation et à préparer le corps au sommeil.

Aubépine : L'aubépine est associée à la relaxation et peut aider à apaiser l'agitation mentale, favorisant un sommeil plus calme.

Fleur d'oranger (Néroli) : Les fleurs d'oranger sont utilisées pour leur parfum doux et relaxant, qui peut aider à favoriser un sommeil paisible.

Coquelicot : Le coquelicot a des propriétés sédatives douces qui peuvent favoriser un sommeil réparateur.

Verveine citronnée : La verveine citronnée a un parfum apaisant et peut aider à détendre le corps pour le sommeil.

Tilleul : Le tilleul est une herbe classique pour la détente et le sommeil. Il peut être particulièrement utile en cas de nervosité.

Menthe poivrée : La menthe poivrée peut aider à calmer le système digestif, ce qui peut favoriser un sommeil plus confortable.

Passiflore (Passiflora incarnata) : La passiflore peut aider à réduire l'anxiété et favoriser un sommeil profond.

Rhodiola : La rhodiola est parfois utilisée pour son effet régulateur sur le sommeil en cas de stress.

Fleur de la mûre : Les fleurs de mûre ont des propriétés relaxantes qui peuvent aider à favoriser le sommeil.

Réglisse : La réglisse peut aider à réguler le cycle veille-sommeil en favorisant la détente.

Avant d'utiliser ces herbes en infusion pour améliorer le sommeil, il est important de faire des recherches et, si nécessaire, de consulter un professionnel de la santé ou un herboriste qualifié. Assurez-vous également de respecter les doses recommandées et de surveiller toute réaction personnelle.

<u>Acupression :</u>

Point du Cœur 7 (C7) - Paume de la Main : Situé dans la paume de la main, aligné avec l'auriculaire, ce point peut aider à calmer l'esprit et à favoriser la détente, ce qui peut améliorer le sommeil.

Point du Rein 6 (R6) - Face Interne de la Cheville : Situé sur la face interne de la cheville, à environ quatre doigts au-dessus de la cheville, ce point peut aider à réduire l'agitation mentale et à favoriser un sommeil plus profond.

Point du Cœur 6 (C6) - Face Interne de l'Avant-Bras : Ce point est situé sur la face interne de l'avant-bras, à environ trois doigts au-dessus du poignet. Il peut aider à calmer le mental et à induire la relaxation nécessaire pour un sommeil paisible.

Point du Triple Réchauffeur 6 (TR6) - Face Postérieure de l'Avant-Bras : Ce point est situé sur la face postérieure de l'avant-bras, à environ trois doigts au-dessus du poignet. Il peut aider à harmoniser les énergies du corps et à favoriser un sommeil équilibré.

Point du Maître du Cœur (MC6) - Paume de la Main : Situé dans la paume de la main, entre le deuxième et le troisième doigt, ce point peut aider à calmer l'esprit et à encourager la relaxation, favorisant ainsi un sommeil réparateur.

Point de l'Estomac 36 (E36) - Légèrement en Dessous du Genou : Ce point est situé juste en dessous du genou, à environ 4 doigts sous la rotule. Il est associé à l'énergie globale du corps et peut aider à soutenir un sommeil de qualité.

Point de la Vessie 17 (V17) - Niveau des Épaules : Ce point est situé entre les omoplates, au milieu du haut du dos. Il peut aider à soulager les tensions émotionnelles et à préparer le corps au repos.

Point du Cœur 3 (C3) - Face Postérieure du Bras : Situé sur la face postérieure du bras, entre les omoplates et le coude, ce point peut aider à libérer les tensions et à favoriser la relaxation nécessaire pour un sommeil apaisant.

Point du Foie 3 (F3) - Dessus du Pied : Ce point est situé sur le dessus du pied, entre le premier et le deuxième orteil. Il peut aider à apaiser le foie et à calmer l'esprit, favorisant ainsi un sommeil de meilleure qualité.

Point du Rein 17 (R17) - Face Avant du Thorax : Situé sur la face avant du thorax, entre les mamelons, ce point peut aider à calmer l'esprit et à favoriser un sommeil réparateur.

Lorsque vous stimulez ces points, appliquez une pression ferme mais confortable avec le bout de vos doigts. Effectuez des mouvements doux et circulaires pendant quelques minutes tout en respirant profondément. Faites preuve de douceur et d'attention envers vous-même pendant ce processus pour favoriser la relaxation et améliorer votre sommeil.

<u>Autres techniques :</u>

Visualisation Guidée : Avant de vous coucher, pratiquez une séance de visualisation guidée où vous imaginez un endroit paisible et relaxant. Visualiser cet endroit peut vous aider à apaiser l'esprit et à créer un environnement mental propice au sommeil.

Écriture de Journal : Tenez un journal près de votre lit. Avant de vous coucher, écrivez quelques pensées, préoccupations ou gratitudes. Cela peut vous aider à libérer vos pensées et à vous préparer mentalement pour le sommeil.

Aromathérapie : Utilisez des huiles essentielles relaxantes comme la lavande, la camomille ou le bois de santal. Vous pouvez les diffuser dans votre chambre ou ajouter quelques gouttes à un bain chaud.

Étirements Doux : Pratiquez quelques étirements doux avant de vous coucher pour détendre vos muscles et favoriser une sensation de relaxation.

Massage Doux : Un massage léger avant le coucher peut aider à relâcher la tension musculaire et favoriser la relaxation.

Réduction de la Caféine : Évitez la caféine en fin d'après-midi et en soirée, car elle peut perturber le sommeil.

Rituel de Fermeture : Créez un rituel de fermeture pour signaler à votre corps qu'il est temps de passer en mode de repos. Cela pourrait inclure des activités calmantes comme la lecture, l'écoute de musique douce ou la méditation.

Respiration Profonde : Pratiquez la respiration profonde ou la cohérence cardiaque avant de vous coucher pour calmer le système nerveux et induire un état de relaxation.

Limitation des Liquides en Soirée : Réduisez la consommation de liquides en soirée pour éviter de vous réveiller pendant la nuit pour uriner.

Éviter les Écrans : Évitez les écrans au moins une heure avant le coucher, car la lumière bleue peut perturber la production de mélatonine.

Chambre Fraîche et Sombre : Assurez-vous que votre chambre est bien sombre et à une température confortable pour favoriser le sommeil.

Pratique de Yoga : Intégrez des postures de yoga apaisantes dans votre routine avant le coucher pour détendre votre corps et calmer votre esprit.

Musique Relaxante : Écoutez de la musique relaxante ou des sons de la nature pour créer une ambiance apaisante dans votre environnement de sommeil.

Lecture Apaisante : Lisez un livre apaisant ou spirituel avant de vous coucher pour détendre votre esprit.

Évitement des Repas Lourds : Évitez les repas lourds et riches en graisses en soirée, car ils peuvent perturber la digestion et causer des problèmes de sommeil.

Réduction du Stress en Journée : Pratiquez des techniques de gestion du stress tout au long de la journée pour réduire l'anxiété qui pourrait affecter votre sommeil.

CONFIANCE EN SOI

Prières :

Médite sur la confiance en toi. Prie pour la force intérieure et la confiance en tes capacités.

Exemple de prière :

"Divine Présence, source de lumière et de force,

En ce moment, je viens à toi avec un cœur ouvert et un désir sincère. Je ressens parfois des doutes et des incertitudes qui ébranlent ma confiance en moi-même. Aujourd'hui, je choisis de me tourner vers toi pour solliciter ton aide et ta guidance dans ma quête pour renforcer ma confiance intérieure.

Je reconnais que tu m'as créé avec soin et intention, doté de dons et de qualités uniques. Je choisis de reconnaître ces qualités et de les cultiver avec amour et gratitude. Aide-moi à voir la valeur intrinsèque que je possède et à embrasser mes imperfections comme des parties précieuses de mon être.

À travers cette prière, je demande ta guidance pour surmonter les pensées négatives qui m'empêchent de croire en moi. Permets-moi de libérer les croyances limitantes et les souvenirs du passé qui me retiennent dans l'ombre. Éclaire mon chemin vers la confiance en me montrant comment je peux grandir et m'épanouir.

Que ta lumière brille sur mes talents et mes compétences, illuminant mon chemin et me guidant vers la certitude. Aide-moi à reconnaître les moments où je peux m'appuyer sur ma propre sagesse intérieure et prendre des décisions avec assurance.

Je te demande de m'accorder la force de me tenir debout face aux défis et aux obstacles. Que je puisse puiser dans ta force inépuisable lorsque des moments d'incertitude se présentent.

Je te remercie pour ta présence constante et ton amour inconditionnel. À travers cette prière, je choisis d'embrasser ma propre valeur et de marcher avec assurance sur le chemin de la vie. Que ma confiance en moi grandisse chaque jour, guidée par ta lumière et ta bienveillance.

Amen."

<u>Phytothérapie :</u>

Menthe poivrée : La menthe poivrée peut aider à stimuler la clarté mentale et à favoriser un sentiment de positivité et de confiance.

Gingembre : Le gingembre peut apporter de l'énergie et de la force intérieure, contribuant ainsi à renforcer la confiance en soi.

Cannelle : La cannelle est souvent associée à la chaleur et à la vitalité, ce qui peut aider à soutenir un état d'esprit confiant.

Framboisier : Les feuilles de framboisier peuvent aider à renforcer le système nerveux, favorisant ainsi la confiance et la résilience.

Romarin : Le romarin est lié à la mémoire et à la concentration, ce qui peut soutenir la confiance en soi.

Réglisse : La réglisse peut aider à équilibrer les émotions et à favoriser un sentiment de bien-être, contribuant ainsi à la confiance en soi.

Ginseng : Le ginseng est connu pour ses propriétés adaptogènes, qui peuvent aider à renforcer la résilience et la confiance.

Fleur de tilleul : Le tilleul est apaisant et peut aider à calmer l'anxiété, créant ainsi un environnement propice à la confiance en soi.

Avoine : L'avoine peut soutenir le système nerveux et aider à apaiser les nerfs, contribuant ainsi à la confiance en soi.

Sauge : La sauge est souvent associée à la sagesse et à la clarté mentale, ce qui peut aider à renforcer la confiance en ses propres décisions.

Astragale : L'astragale est utilisé pour renforcer l'énergie vitale et peut contribuer à un sentiment de puissance intérieure.

Passiflore : La passiflore peut aider à réduire l'anxiété et à calmer les pensées négatives, favorisant ainsi la confiance en soi.

Fleur de la passion (Passiflora incarnata) : La fleur de la passion peut aider à calmer l'esprit et à promouvoir la confiance en soi.

Gingembre sauvage (Asarum europaeum) : Le gingembre sauvage peut aider à stimuler la confiance en soi et à encourager la prise de décision.

Rose : Les pétales de rose sont souvent associés à l'amour-propre et à l'estime de soi, ce qui peut contribuer à renforcer la confiance en soi.

Comme toujours, assurez-vous de faire des recherches et, si nécessaire, de consulter un professionnel de la santé ou un herboriste qualifié avant de consommer de nouvelles herbes, en particulier si vous avez des problèmes de santé ou si vous prenez des médicaments.

<u>Acupression :</u>

Point de Conception du Vaisseau 17 (VC17) - Niveau de la Poitrine : Ce point est situé au milieu du sternum, à mi-chemin entre les mamelons. Il est considéré comme un point qui peut aider à calmer l'esprit, réduire le stress et encourager un sentiment d'estime de soi.

Point de l'Estomac 36 (E36) - Légèrement en Dessous du Genou : Situé juste en dessous du genou, à environ 4 doigts sous la rotule, ce point est associé à la confiance en soi et à la force intérieure. Il peut également aider à stimuler l'énergie globale du corps.

Point de la Vessie 15 (V15) - Niveau des Épaules : Ce point est situé au milieu du haut du dos, entre les omoplates. Il est souvent utilisé pour libérer les tensions émotionnelles et favoriser une attitude positive envers soi-même.

Point du Cœur 7 (C7) - Paume de la Main : Ce point est situé dans la paume de la main, aligné avec l'auriculaire. Il est associé à la confiance en soi et à l'équilibre émotionnel. En le stimulant, vous pouvez encourager un sentiment de calme intérieur.

Point du Rein 3 (R3) - Cheville : Ce point est situé juste au-dessus de la cheville, dans un petit creux entre le tendon d'Achille et le tibia. Il est lié à la confiance en soi et à l'équilibre émotionnel.

Point de l'Intestin Grêle 3 (IG3) - Main : Situé sur la main, entre l'annulaire et l'auriculaire, ce point est associé à la confiance en soi et à la clarté mentale.

Lorsque vous stimulez ces points, utilisez une pression ferme mais confortable avec le bout de vos doigts. Vous pouvez appliquer une pression douce et circulaire pendant quelques minutes tout en respirant profondément. Pendant que vous stimulez ces points, visualisez un sentiment de confiance en vous grandissant et imaginez-vous vous sentant fort et assuré.

<u>Autres techniques :</u>

Affirmations Positives : Utilisez des affirmations positives pour vous encourager et vous soutenir. Répétez des phrases comme "Je suis digne de confiance" et "Je crois en moi" régulièrement pour renforcer votre estime de soi.

Journal de Gratitude : Tenez un journal de gratitude où vous écrivez chaque jour quelques choses pour lesquelles vous êtes reconnaissant. Cela peut vous aider à vous concentrer sur les aspects positifs de vous-même et de votre vie.

Visualisation : Pratiquez la visualisation en imaginant des situations où vous êtes confiant et réussissez. Cette technique mentale peut renforcer votre confiance en créant des expériences positives dans votre esprit.

Formation et Apprentissage : Acquérir de nouvelles compétences et connaissances peut contribuer à renforcer la confiance en soi. Plus vous vous sentez compétent dans un domaine, plus votre confiance grandit.

Sortir de sa Zone de Confort : Osez faire des choses que vous trouvez un peu intimidantes. Chaque petite victoire en dehors de votre zone de confort renforce progressivement votre confiance.

Auto-compassion : Soyez gentil avec vous-même et traitez-vous avec autant de bienveillance que vous le feriez avec un ami. Évitez de vous critiquer durement.

Posture Corporelle : Adoptez une posture ouverte et confiante. La manière dont vous tenez votre corps peut influencer votre état d'esprit.

Écoute de la Musique Inspirante : Écoutez de la musique qui vous inspire et vous motive. La musique a le pouvoir de stimuler votre énergie et votre confiance.

Rencontres Sociales Positives : Passez du temps avec des amis et des personnes qui vous soutiennent et vous valorisent. Les interactions positives peuvent renforcer votre confiance.

Pratique du Mindfulness : La pleine conscience peut vous aider à être plus présent et à éviter les pensées négatives qui sapent la confiance en soi.

Fixation d'Objectifs Réalistes : Établissez des objectifs réalistes et atteignables. Chaque fois que vous atteignez un objectif, votre confiance grandit.

Exercice Physique : L'exercice libère des endorphines qui favorisent un sentiment de bien-être et de confiance en soi.

S'entourer de Positivité : Évitez les influences négatives et entourez-vous de personnes et d'environnements positifs.

Reconnaissance de Vos Réalisations : Prenez le temps de célébrer vos réalisations, même les plus petites. Chaque pas en avant compte.

Entraînement à la Communication : Pratiquez la communication assertive pour exprimer vos besoins et opinions de manière confiante et respectueuse.

ÉQUILIBRE ÉMOTIONNEL

<u>Prières :</u>

Prie pour l'équilibre émotionnel et la stabilité.

Visualise tes émotions en harmonie.

<u>Exemple de prière :</u>

"Cher Univers, source de paix et de lumière,

Je me tourne vers toi avec un cœur ouvert et sincère.

Je demande ton aide pour équilibrer mes émotions,

Pour trouver la sérénité au milieu des turbulences.

Je reconnais que les émotions sont un cadeau
précieux,

Un moyen de naviguer dans ce monde
complexe et curieux.

Cependant, parfois elles deviennent intenses
et envahissantes,

Et je te demande de m'aider à les gérer avec
patience.

Aide-moi à cultiver la paix intérieure et la
tranquillité,

À trouver le calme même lorsque la vie est
agitée.

Guide-moi pour reconnaître et libérer les
émotions négatives,

Et à embrasser celles qui sont positives et créatives.

Que je puisse trouver l'équilibre dans les hauts et les bas,

Et me rappeler que chaque émotion a sa place en moi, ici-bas.

Que la joie, la tristesse, la colère et la peur,

M'apprennent des leçons précieuses pour mon cœur.

Je te demande d'infuser en moi la force et la confiance,

De m'aider à choisir des réponses empreintes de bienveillance.

Ainsi, je pourrais naviguer dans la vie avec grâce et sagesse,

En harmonie avec moi-même, en connexion avec ta tendresse.

Je te remercie pour ta guidance et ton amour constant,

Et je m'engage à prendre soin de mon équilibre émotionnel, maintenant.

Amen."

Phytothérapie :

Camomille : La camomille a des propriétés apaisantes qui peuvent aider à calmer les émotions et favoriser un état d'équilibre.

Mélisse : La mélisse est réputée pour ses effets relaxants qui peuvent aider à apaiser le système nerveux et à promouvoir la tranquillité émotionnelle.

Passiflore : La passiflore peut aider à réduire l'anxiété et le stress, favorisant ainsi l'équilibre émotionnel.

Lavande : La lavande a un parfum apaisant qui peut favoriser la détente et aider à réduire l'agitation émotionnelle.

Valériane : La valériane est connue pour son effet relaxant sur le système nerveux, ce qui peut contribuer à l'équilibre émotionnel.

Fleur de tilleul : Le tilleul est apaisant et peut aider à calmer l'anxiété, ce qui favorise l'équilibre émotionnel.

Rhodiola : La rhodiola est considérée comme un adaptogène, elle peut aider à renforcer la résilience face au stress émotionnel.

Passionflower (Passiflora incarnata) : La fleur de la passion peut calmer l'esprit et favoriser l'équilibre émotionnel.

Éleuthérocoque (Ginseng de Sibérie) : L'éleuthérocoque est un autre adaptogène qui peut aider à renforcer la réponse du corps au stress émotionnel.

Scutellaire : La scutellaire est utilisée pour calmer l'anxiété et les inquiétudes, favorisant ainsi l'équilibre émotionnel.

Verveine citronnée : La verveine citronnée peut aider à détendre le système nerveux et à calmer les émotions.

Rose : Les pétales de rose sont souvent associés à l'amour-propre et à l'équilibre émotionnel.

Fleur de la mûre : Les fleurs de mûre peuvent aider à apaiser les émotions et à promouvoir la stabilité émotionnelle.

Basilic sacré (Tulsi) : Le basilic sacré a des propriétés calmantes qui peuvent aider à équilibrer les émotions.

Muguet : Le muguet est souvent utilisé pour favoriser la paix intérieure et l'équilibre émotionnel.

Avant d'utiliser ces herbes en infusion, assurez-vous de faire des recherches et, si nécessaire, de consulter un professionnel de la santé ou un herboriste qualifié, en particulier si vous avez des problèmes de santé ou si vous prenez des médicaments.

<u>Acupression :</u>

Point du Cœur 7 (C7) - Paume de la Main : Situé dans la paume de la main, aligné avec l'auriculaire, ce point peut aider à calmer l'esprit et à équilibrer les émotions.

Point du Rein 6 (R6) - Face Interne de la Cheville : Ce point, situé sur la face interne de la cheville, peut contribuer à réguler les émotions et à favoriser un état d'équilibre intérieur.

Point du Foie 3 (F3) - Dessus du Pied : Localisé sur le dessus du pied, entre le premier et le deuxième orteil, ce point est associé à la régulation des émotions et peut favoriser l'équilibre émotionnel.

Point du Cœur 6 (C6) - Face Interne de l'Avant-Bras : Situé sur la face interne de l'avant-bras, à environ trois doigts au-dessus du poignet, ce point peut aider à apaiser les émotions et à promouvoir l'équilibre.

Point du Maître du Cœur (MC6) - Paume de la Main : Ce point, situé dans la paume de la main entre le deuxième et le troisième doigt, peut aider à harmoniser les émotions et à favoriser la stabilité intérieure.

Point de la Rate 6 (RP6) - Face Interne de la Jambe : Situé sur la face interne de la jambe, à environ quatre doigts au-dessus de la cheville, ce point peut aider à calmer les émotions et à soutenir l'équilibre.

Point de l'Estomac 36 (E36) - Légèrement en Dessous du Genou : Ce point, situé sous le genou, peut aider à équilibrer les énergies émotionnelles et à favoriser un état mental plus calme.

Point de la Vessie 20 (V20) - Haut du Dos : Localisé entre les omoplates, ce point peut aider à libérer les tensions émotionnelles et à promouvoir un sentiment d'équilibre.

Point du Cerveau Postérieur (DU20) - Haut du Crâne : Situé au sommet du crâne, ce point peut aider à harmoniser l'esprit et les émotions, favorisant ainsi un équilibre intérieur.

Point du Foie 14 (F14) - Haut de la Poitrine : Ce point, situé sous la clavicule, peut aider à relâcher les émotions refoulées et à encourager l'équilibre émotionnel.

Lorsque vous stimulez ces points, utilisez une pression ferme mais douce avec le bout de vos doigts. Effectuez des mouvements circulaires pendant quelques minutes tout en respirant profondément. Faites preuve de bienveillance envers vous-même pendant ce processus pour favoriser l'équilibre émotionnel.

<u>Autres techniques :</u>

Journalisation émotionnelle : Tenir un journal pour exprimer vos émotions, réfléchir sur ce qui les déclenche et trouver des schémas peut vous aider à mieux comprendre et gérer vos émotions.

Exercice régulier : L'activité physique libère des endorphines, qui sont des hormones du bien-être, et peut aider à équilibrer les émotions.

Thérapie : La thérapie, qu'elle soit individuelle, de groupe ou familiale, peut vous offrir un espace sûr pour explorer vos émotions, acquérir des compétences en gestion émotionnelle et trouver des solutions.

Respiration consciente : Pratiquer la respiration profonde et consciente peut calmer le système nerveux et vous aider à mieux gérer vos émotions.

Pratiques de pleine conscience : La méditation et la pleine conscience peuvent vous aider à vous connecter avec vos émotions sans jugement, vous permettant de les gérer plus efficacement.

Visualisation : Utilisez la visualisation pour imaginer des scénarios positifs et gérer vos émotions de manière proactive.

Yoga : Le yoga combine des mouvements physiques, la respiration et la méditation pour équilibrer les émotions et calmer l'esprit.

Pratiques créatives : Engagez-vous dans des activités artistiques comme la peinture, l'écriture ou la musique pour exprimer vos émotions de manière positive.

Gestion du temps : Organiser votre temps peut réduire le stress et créer un environnement plus propice à l'équilibre émotionnel.

Établir des limites : Apprenez à dire non lorsque vous vous sentez submergé, et identifiez les situations ou les relations qui drainent votre énergie émotionnelle.

Réduire la consommation d'informations négatives : Limitez votre exposition aux médias et aux informations négatives pour préserver votre bien-être émotionnel.

Alimentation équilibrée : Une alimentation saine et équilibrée peut avoir un impact positif sur vos émotions en soutenant votre bien-être physique.

Pratiques spirituelles : La prière, la méditation spirituelle ou d'autres pratiques peuvent vous aider à cultiver la paix intérieure.

Massages : Les massages peuvent aider à libérer les tensions émotionnelles et à favoriser la relaxation.

Activités sociales : Passer du temps avec des amis et des proches peut améliorer votre humeur et renforcer votre bien-être émotionnel.

Écoute de musique : La musique peut influencer votre état émotionnel, alors choisissez des morceaux qui vous apaisent et vous élèvent.

N'oubliez pas que chaque personne est différente, donc certaines de ces techniques peuvent être plus efficaces pour vous que d'autres. Essayez différentes approches et découvrez celles qui vous aident le mieux à maintenir un équilibre émotionnel sain.

CRÉATIVITÉ ET INSPIRATION

Prières :

Médite sur l'ouverture à la créativité et à l'inspiration. Prie pour être guidé vers des idées nouvelles.

Exemple de prière :

"Cher Univers, source infinie de créativité,

Je me tourne vers toi avec un cœur ouvert et rempli de gratitude.

Je demande ton aide pour éveiller en moi la créativité qui réside en mon âme,

Pour que je puisse exprimer ma vérité et partager ma lumière avec le monde.

Inspire-moi à voir la beauté dans chaque détail de la vie,

À capturer les couleurs, les formes et les émotions avec ma créativité.

Que mes idées jaillissent comme des sources

d'eau pure,

Et que mes créations reflètent la magie de ton

univers.

Aide-moi à surmonter les blocages et les

doutes qui entravent ma voie,

À libérer les chaînes qui limitent mon

imagination chaque jour.

Guide-moi pour écouter la voix douce de

l'inspiration intérieure,

Et pour suivre le chemin qui me conduit vers

des horizons nouveaux.

Que ma créativité soit un canal d'amour et de

guérison,

Un moyen de toucher les cœurs et d'élever les âmes en communion.

Que mes créations soient porteuses de joie, de vérité et d'authenticité,

Un reflet de la lumière qui réside en moi avec pureté.

Je te remercie pour les dons que tu m'as accordés,

Pour la toile blanche de chaque jour où mes rêves peuvent être tissés.

Que je puisse embrasser ma créativité avec humilité et gratitude,

En collaborant avec ton énergie universelle dans cette multitude.

Je m'engage à honorer ma créativité et à la cultiver chaque jour,

À laisser mon esprit s'épanouir et mes idées s'élever avec amour.

Ainsi, je crée un lien profond avec ton univers infini,

Et laisse la créativité et l'inspiration couler à travers moi, à l'infini.

Amen."

<u>Phytothérapie :</u>

Menthe verte : La menthe verte peut aider à stimuler l'esprit et à favoriser la clarté mentale, ce qui peut encourager la créativité.

Basilic : Le basilic est associé à la créativité et peut aider à ouvrir l'esprit à de nouvelles idées.

Romarin : Le romarin est lié à la clarté mentale et à la concentration, ce qui peut favoriser l'inspiration.

Sauge : La sauge est souvent utilisée pour purifier l'esprit et encourager la créativité.

Thym : Le thym peut aider à stimuler l'énergie mentale et à favoriser la concentration, ce qui peut soutenir la créativité.

Fleur de lotus : La fleur de lotus est associée à l'illumination spirituelle et à l'inspiration créative.

Lavande : La lavande a un parfum apaisant qui peut aider à libérer l'esprit et à encourager la créativité.

Fleur de tilleul : Le tilleul peut aider à calmer l'esprit et à favoriser un état de réceptivité propice à l'inspiration.

Citronnelle : La citronnelle peut aider à éclaircir l'esprit et à favoriser une perspective positive, ce qui peut stimuler la créativité.

Camomille : La camomille a des propriétés apaisantes qui peuvent aider à calmer l'esprit et à libérer la créativité.

Fleur d'hibiscus : L'hibiscus est associé à la fluidité et à l'expression créative.

Fleur de sureau : Les fleurs de sureau sont liées à l'intuition et à l'inspiration spirituelle.

Muguet : Le muguet est souvent associé à la créativité et à l'expression artistique.

Fleur de lavande : Les fleurs de lavande peuvent aider à apaiser l'esprit et à ouvrir des voies créatives.

Rose : Les pétales de rose sont liés à l'amour-propre et à l'expression créative authentique.

<u>Acupression :</u>

Point du Troisième Œil (VG24.5) - Entre les Sourcils : Situé entre les sourcils, ce point est associé à l'intuition et à la vision intérieure. Stimuler ce point peut ouvrir l'esprit à de nouvelles idées et perspectives.

Point du Cerveau Postérieur (DU20) - Sommet du Crâne : Localisé au sommet du crâne, ce point est souvent appelé "la Porte du Ciel" et peut favoriser la clarté mentale et l'inspiration.

Point du Rein 23 (R23) - Centre de la Poitrine : Ce point est situé au centre de la poitrine, entre les seins. Stimuler ce point peut aider à libérer l'énergie créative et à ouvrir le cœur à de nouvelles idées.

Point du Maître du Cœur (MC6) - Paume de la Main : Ce point est situé dans la paume de la main, entre le deuxième et le troisième doigt. Il est associé à la créativité et à l'expression de soi.

Point du Rein 14 (R14) - Haut du Dos : Situé sur le dos, entre les omoplates, ce point peut aider à libérer les blocages énergétiques et à favoriser l'inspiration.

Point du Foie 13 (F13) - Sous la Clavicule :
Localisé sous la clavicule, ce point est associé à
la créativité et à l'expression artistique.

Point du Cœur 7 (C7) - Paume de la Main : Ce
point est situé dans la paume de la main,
aligné avec l'auriculaire. Stimuler ce point peut
aider à libérer les tensions mentales et à
favoriser l'expression créative.

Point de la Vessie 38 (V38) - En Haut du Dos :
Situé dans le haut du dos, ce point peut aider
à débloquer l'énergie stagnante et à favoriser
la créativité.

Point du Rein 4 (R4) - Bas du Dos : Ce point est situé dans le bas du dos et peut aider à stimuler l'énergie vitale, ce qui peut encourager la créativité.

Point du Cœur 3 (C3) - Face Interne de l'Avant-Bras : Situé sur la face interne de l'avant-bras, à environ trois doigts au-dessus du poignet, ce point peut aider à libérer les émotions et à encourager la créativité.

Lorsque vous stimulez ces points, utilisez une pression douce mais ferme avec le bout de vos doigts. Faites preuve d'intention et de concentration pendant la stimulation pour maximiser les bénéfices.

<u>Autres techniques :</u>

Promenades en plein air : Se connecter avec la nature peut libérer l'esprit et stimuler la créativité. Prenez des promenades en plein air pour vous inspirer.

Lecture variée : Lire des livres, des poèmes, des articles et des œuvres de différentes disciplines peut nourrir votre esprit et élargir vos horizons créatifs.

Jeu d'improvisation : Participer à des jeux d'improvisation encourage la spontanéité et la pensée créative.

Danse libre : La danse spontanée et libre peut libérer des blocages créatifs en laissant l'énergie circuler librement à travers le corps.

Musique inspirante : Écouter de la musique qui évoque des émotions et des images peut déclencher des idées créatives.

Écriture automatique : Laissez vos pensées s'écouler sans contrôle en écrivant ce qui vous vient à l'esprit. Cela peut révéler des idées inattendues.

Cercles de partage créatif : Rejoindre des groupes où vous pouvez partager vos idées et recevoir des retours constructifs peut nourrir votre créativité.

Collaboration : Travailler avec d'autres personnes peut stimuler la créativité en combinant différentes perspectives et compétences.

Défi créatif : Donnez-vous un défi ou une contrainte créative pour sortir de votre zone de confort.

Pratiques spirituelles : La méditation, la prière ou d'autres pratiques spirituelles peuvent ouvrir l'esprit à l'inspiration et à la créativité.

Voyages : Explorer de nouveaux endroits et cultures peut élargir votre vision du monde et stimuler la créativité.

Rêverie : Laissez votre esprit vagabonder et explorer des idées sans limites pendant des moments de rêverie.

Visualisation créative : Imaginez-vous en train de créer ou de réussir, en détail, pour stimuler l'inspiration.

Études de cas : Analysez des exemples de créations artistiques, littéraires ou autres pour comprendre les processus créatifs.

Étirements et yoga : Les mouvements doux et les étirements peuvent stimuler la circulation de l'énergie et encourager la créativité.

Cours et ateliers : Participer à des cours ou à des ateliers sur des sujets créatifs peut vous exposer à de nouvelles techniques et idées.

Journal de rêves : Gardez un journal de vos rêves pour explorer les symboles et les idées qui émergent pendant la nuit.

Se connecter avec des mentors créatifs : Échangez avec des personnes qui ont réussi dans des domaines créatifs pour obtenir des conseils et des perspectives.

Changer de routine : Brisez la routine quotidienne pour secouer votre esprit et permettre à de nouvelles idées de surgir.

Se nourrir d'art : Visitez des galeries d'art, des musées et assistez à des spectacles pour absorber différentes formes d'expression créative.

N'oubliez pas que la créativité est personnelle et unique. Expérimentez différentes techniques pour découvrir celles qui vous aident le plus à cultiver votre inspiration créative.

Gestion de la Douleur :

Prières : Prie pour soulager la douleur et favoriser la guérison. Visualise la douleur se dissipant.

Phytothérapie : Utilise des herbes anti-inflammatoires comme la curcumine et le gingembre pour soutenir la gestion de la douleur.

Acupression : Cible les points d'acupression pour soulager la douleur, comme le point Hoku entre le pouce et l'index.

ÉNERGIE ET VITALITÉ

<u>Prières :</u>

Prie pour une énergie positive et une vitalité renouvelée.

<u>Exemple de prière :</u>

"Cher Univers, source de vie et d'énergie infinie,

Je me tourne vers toi avec gratitude et humilité.

Je demande ton aide pour éveiller en moi une énergie vive,

Pour que je puisse vivre chaque instant avec vitalité et vigueur.

Inspire-moi à puiser dans la force de ton univers,

À ressentir la vie circuler en moi, pure et claire.

Aide-moi à me reconnecter à mon essence profonde,

Et à épanouir ma vitalité, où chaque cellule abonde.

Que chaque souffle que je prends soit un rappel,

De l'énergie qui se répand à travers moi, avec zèle.

Permets-moi de ressentir ton énergie divine,

Et de la canaliser pour qu'elle ensoleille ma vie.

Lorsque la fatigue menace de m'envahir,

Aide-moi à puiser dans tes réserves pour m'épanouir.

Que je puisse briller de l'intérieur, avec force et clarté,

Comme le soleil qui illumine chaque journée.

Aide-moi à surmonter les moments de faiblesse,

À puiser dans ta force pour retrouver ma vitesse.

Que chaque défi soit une opportunité de grandir,

Et que je puisse avancer avec énergie et sourire.

Je te remercie pour la vitalité que tu m'accordes,

Pour la force et l'énergie qui jaillissent de toutes parts.

Je m'engage à prendre soin de mon corps et de mon esprit,

À cultiver mon énergie pour vivre une vie épanouie.

Que chaque jour soit une célébration de la vie,

Où ton énergie circule en moi et m'envahit.

Que je puisse être une source d'inspiration pour les autres,

En rayonnant d'énergie, de vitalité et d'amour.

Amen."

<u>Phytothérapie :</u>

Gingembre : Le gingembre est connu pour ses propriétés stimulantes et énergisantes. Il peut aider à réveiller le corps et à améliorer la circulation.

Ginseng : Le ginseng est réputé pour ses effets tonifiants et revitalisants, il peut augmenter l'énergie et améliorer la résistance au stress.

Guarana : Le guarana contient de la caféine naturelle, ce qui en fait un stimulant naturel qui peut aider à augmenter l'énergie et la concentration.

Éleuthérocoque (Ginseng de Sibérie) : Cette herbe adaptogène peut aider à augmenter la résistance au stress et à stimuler l'énergie.

Thé vert : Le thé vert contient de la caféine et des antioxydants qui peuvent aider à améliorer la vigilance et l'énergie.

Maca : La maca est une racine qui peut aider à équilibrer les hormones et à augmenter l'énergie.

Hibiscus : Les infusions d'hibiscus peuvent aider à stimuler le système immunitaire et à augmenter la vitalité.

Ortie : L'ortie est riche en nutriments et peut aider à augmenter la vitalité en fournissant des minéraux essentiels.

Menthe poivrée : La menthe poivrée peut aider à rafraîchir l'esprit et à stimuler l'énergie.

Cannelle : La cannelle peut aider à stabiliser les niveaux de sucre dans le sang, ce qui peut contribuer à maintenir l'énergie stable.

Maté : Le maté contient de la caféine naturelle et peut aider à augmenter l'énergie tout en fournissant des antioxydants.

Fleur de sureau : Les fleurs de sureau peuvent soutenir le système immunitaire et favoriser la vitalité.

Fleur d'hibiscus : Les infusions d'hibiscus peuvent aider à stimuler la circulation sanguine et à augmenter l'énergie.

Fenouil : Le fenouil peut aider à soulager les ballonnements et à favoriser la digestion, ce qui peut libérer de l'énergie.

Baies de Goji : Les baies de goji sont riches en vitamines et en antioxydants, ce qui peut contribuer à augmenter la vitalité.

Comme toujours, assurez-vous de faire des recherches et, si nécessaire, de consulter un professionnel de la santé ou un herboriste qualifié avant de consommer de nouvelles herbes, en particulier si vous avez des problèmes de santé ou si vous prenez des médicaments.

<u>Acupression :</u>

Point de l'Estomac 36 (E36) - Leg Three Miles : Situé sous le genou, à environ quatre doigts en dessous de la rotule, ce point est réputé pour stimuler l'énergie et renforcer le corps.

Point du Rein 3 (R3) - Source Sacrée : Situé sur la cheville, entre le tendon d'Achille et la cheville elle-même, ce point peut aider à renforcer l'énergie des reins.

Point du Rein 4 (R4) - Porte de l'Origine : Situé dans le bas du dos, à environ quatre doigts au-dessus de l'os du coccyx, ce point peut stimuler l'énergie des reins et renforcer le corps.

Point de la Rate 6 (RP6) - Trois Miles en Dessous du Genou : Localisé sous le genou, à environ une largeur de main en dessous de la rotule, ce point est lié à l'énergie et à la vitalité.

Point du Rein 7 (R7) - Source du Flux : Situé à l'intérieur de la jambe, à environ deux largeurs de doigts au-dessus de la cheville, ce point peut aider à renforcer l'énergie des reins.

Point du Maître du Cœur (MC6) - Paume de la Main : Situé dans la paume de la main, entre le deuxième et le troisième doigt, ce point peut stimuler l'énergie et favoriser la vitalité.

Point du Maître du Cœur (MC8) - Paume de la Main : Ce point est situé dans la paume de la main, entre le quatrième et le cinquième doigt. Il peut aider à renforcer l'énergie du cœur.

Point du Foie 3 (F3) - Grande Vérité : Situé entre les orteils, dans la région où le gros orteil et le deuxième orteil se rejoignent, ce point peut aider à stimuler l'énergie du foie.

Point du Cœur 8 (C8) - Paume de la Main : Ce point est situé dans la paume de la main, aligné avec le petit doigt. Il peut aider à stimuler l'énergie du cœur.

Point du Gros Intestin 4 (GI4) - Croisement de la Vallée : Situé entre le pouce et l'index, ce point est associé à l'énergie du gros intestin et peut favoriser la circulation énergétique dans tout le corps.

Lorsque vous stimulez ces points, utilisez une pression douce mais ferme avec le bout de vos doigts. Faites preuve d'intention et de concentration pendant la stimulation pour maximiser les bénéfices.

<u>Autres techniques :</u>

Respiration profonde : Pratiquez la respiration profonde pour oxygéner votre corps et augmenter votre niveau d'énergie.

Exercice régulier : L'exercice physique régulier, comme la marche, le yoga, la danse ou la natation, peut augmenter la circulation sanguine et améliorer l'énergie.

Hydratation : Assurez-vous de rester bien hydraté en buvant suffisamment d'eau tout au long de la journée.

Alimentation équilibrée : Optez pour une alimentation riche en nutriments avec des légumes, des fruits, des protéines maigres et des grains entiers pour fournir à votre corps l'énergie nécessaire.

Sommeil de qualité : Assurez-vous de dormir suffisamment et de maintenir une routine de sommeil régulière pour recharger votre énergie.

Gestion du stress : Pratiquez des techniques de gestion du stress comme la méditation, le yoga ou la relaxation pour préserver votre énergie mentale et émotionnelle.

Exposition au soleil : Passez du temps à l'extérieur pour absorber la vitamine D du soleil, ce qui peut contribuer à augmenter l'énergie.

Limitation de la caféine : Évitez une consommation excessive de caféine, qui peut provoquer des pics d'énergie suivis de baisses.

Pause énergétique : Accordez-vous des pauses régulières pour vous étirer, respirer profondément et vous recharger mentalement.

Musique énergisante : Écoutez de la musique dynamique et entraînante pour augmenter votre motivation et votre énergie.

Bains revitalisants : Prenez des bains chauds avec des sels d'Epsom ou des huiles essentielles stimulantes pour détendre vos muscles et raviver votre énergie.

Rires et divertissement : Riez, regardez des films drôles ou passez du temps avec des amis pour élever votre humeur et augmenter votre vitalité.

Massages énergétiques : Les massages légers peuvent stimuler la circulation sanguine et libérer l'énergie bloquée dans le corps.

Pratiques énergétiques : Essayez des pratiques comme le Qi Gong, le Tai Chi ou le Reiki pour équilibrer et augmenter l'énergie vitale.

Moment de gratitude : Prenez quelques instants chaque jour pour exprimer votre gratitude, ce qui peut élever votre énergie mentale et émotionnelle.

Aromathérapie : Utilisez des huiles essentielles stimulantes comme le citron, la menthe poivrée ou l'eucalyptus pour raviver vos sens.

Fleurs de Bach : Certaines essences florales, comme l'olive ou l'elm, peuvent aider à reconstituer l'énergie émotionnelle.

Se déconnecter numériquement : Accordez-vous des moments sans écrans pour recharger votre énergie mentale.

Rituel du matin : Créez un rituel matinal avec des habitudes positives pour démarrer la journée avec énergie.

Développement personnel : L'exploration de soi et la réalisation de vos passions peuvent augmenter votre enthousiasme et votre énergie.

Adaptez ces techniques en fonction de vos préférences personnelles et de votre situation. L'important est de trouver un équilibre qui vous permette de maintenir une énergie vitale optimale tout au long de la journée.

ÉQUILIBRE HORMONAL

Prières :

Médite sur l'équilibre hormonal et la régulation de ton corps.

Exemple de prière :

"Cher Univers, source de lumière et de guérison,

Je me tourne vers toi avec humilité et intention.

Je demande ton soutien pour équilibrer mes hormones,

Pour que mon corps et mon esprit retrouvent leur harmonie.

Guide-moi vers un état d'équilibre profond,

Où chaque hormone danse en accord, en toute liberté.

Aide-moi à harmoniser les cycles de mon corps,

Pour que la sérénité et la santé soient de retour.

Permets que mes hormones s'alignent avec douceur,

Que les fluctuations soient apaisées, ô Divine Sœur.

Éclaire-moi sur les choix qui nourrissent ma santé,

Et guide-moi vers un équilibre vibrant et complet.

Que mon corps reconnaisse les signaux naturels,

Et régule ses fonctions avec une précision essentielle.

Que mes glandes endocrines travaillent en synergie,

Pour maintenir une énergie vitale et une joie infinie.

J'exprime ma gratitude pour la guérison à venir,

Pour l'équilibre que je sens grandir, en moi il respire.

Aide-moi à maintenir une vie saine et consciente,

Pour que mon équilibre hormonal soit une expérience bénie.

Je remercie pour l'harmonie qui émerge doucement,

Pour la guidance que tu m'offres, si présente.

Je m'engage à prendre soin de moi avec

amour,

Pour que mon équilibre hormonal rayonne

toujours.

Amen."

<u>Phytothérapie :</u>

Sauge : La sauge est réputée pour son

potentiel à équilibrer les hormones, en

particulier chez les femmes.

Réglisse : La réglisse peut aider à soutenir les

glandes surrénales et à équilibrer les niveaux

de cortisol.

Racine de pissenlit : Le pissenlit peut aider à détoxifier le foie, ce qui peut influencer positivement l'équilibre hormonal.

Framboisier : Le framboisier est souvent utilisé pour soutenir la santé reproductive féminine et l'équilibre hormonal.

Agnus-castus (Vitex) : Cette herbe est réputée pour équilibrer les hormones chez les femmes et soutenir le cycle menstruel.

Alchémille : Également appelée "Dame en blanc", l'alchémille est utilisée pour équilibrer les hormones féminines.

Trèfle rouge : Le trèfle rouge est souvent
recommandé pour équilibrer les niveaux
d'oestrogène dans le corps.

Racine de bardane : La bardane peut aider à
soutenir le foie dans la métabolisation des
hormones.

Racine de maca : La maca est une racine
adaptogène qui peut aider à équilibrer les
hormones et à soutenir l'énergie.

Racine de réglisse chinoise (dong quai) :
Utilisée dans la médecine traditionnelle
chinoise, cette herbe peut aider à équilibrer les
hormones féminines.

Graine de fenouil : Le fenouil peut aider à équilibrer les hormones et à favoriser la digestion.

Ashwagandha : Une herbe adaptogène, l'ashwagandha peut aider à équilibrer les hormones en réduisant le stress.

Racine de chardon-Marie : Le chardon-Marie peut soutenir le foie dans sa fonction de métabolisation des hormones.

Racine de curcuma : Le curcuma peut aider à réduire l'inflammation, ce qui peut influencer positivement l'équilibre hormonal.

Racine de valériane : La valériane peut aider à équilibrer le système endocrinien et à réduire le stress.

Comme toujours, il est important de faire des recherches approfondies et, si nécessaire, de consulter un professionnel de la santé ou un herboriste qualifié avant de consommer de nouvelles herbes, en particulier si vous avez des problèmes de santé ou si vous prenez des médicaments.

<u>Acupression :</u>

Point du Rein 3 (R3) - Source Sacrée : Situé sur la cheville, entre le tendon d'Achille et la cheville elle-même, ce point peut aider à équilibrer les fonctions rénales et influencer l'équilibre hormonal.

Point du Rein 7 (R7) - Source du Flux : Localisé à l'intérieur de la jambe, à environ deux largeurs de doigts au-dessus de la cheville, ce point est lié aux reins et à l'équilibre hormonal.

Point du Maître du Cœur (MC6) - Paume de la Main : Situé dans la paume de la main, entre le deuxième et le troisième doigt, ce point peut aider à équilibrer les fonctions du cœur et influencer l'équilibre hormonal.

Point du Maître du Cœur (MC8) - Paume de la Main : Ce point est également situé dans la paume de la main, aligné avec le petit doigt. Il peut aider à équilibrer les fonctions du cœur et à influencer l'équilibre hormonal.

Point du Foie 3 (F3) - Grande Vérité : Situé entre les orteils, dans la région où le gros orteil et le deuxième orteil se rejoignent, ce point peut aider à équilibrer les fonctions du foie, qui ont une influence sur l'équilibre hormonal.

Point du Gros Intestin 4 (GI4) - Croisement de la Vallée : Localisé entre le pouce et l'index, ce point peut aider à équilibrer les fonctions du gros intestin, ce qui peut influencer l'équilibre hormonal.

Point du Rate 6 (RP6) - Trois Miles en Dessous du Genou : Situé sous le genou, à environ une largeur de main en dessous de la rotule, ce point est associé à la rate et peut influencer l'équilibre hormonal.

Lorsque vous stimulez ces points, utilisez une pression douce mais ferme avec le bout de vos doigts. Faites preuve d'intention et de concentration pendant la stimulation pour maximiser les bénéfices. Comme toujours, si vous avez des problèmes de santé ou des préoccupations spécifiques, consultez un professionnel de la santé ou un acupuncteur qualifié avant de pratiquer l'acupression.

<u>Autres techniques :</u>

Alimentation équilibrée : Optez pour une alimentation riche en légumes, en protéines maigres, en gras sains et en fibres pour soutenir la santé hormonale.

Gestion du stress : Pratiquez la méditation, le yoga, la respiration profonde ou la pleine conscience pour réduire le stress, qui peut avoir un impact sur les hormones.

Sommeil de qualité : Assurez-vous de dormir suffisamment et de maintenir une routine de sommeil régulière pour soutenir l'équilibre hormonal.

Exercice régulier : L'exercice physique régulier peut aider à réguler les hormones et à maintenir un poids santé.

Réduction de l'exposition aux toxines : Évitez autant que possible les produits chimiques toxiques présents dans les produits de beauté, les produits ménagers et les produits alimentaires.

Hydratation : Buvez suffisamment d'eau pour soutenir le métabolisme et l'équilibre hormonal.

Limitation de la caféine et de l'alcool : Réduisez la consommation de caféine et d'alcool, car ils peuvent perturber l'équilibre hormonal.

Suppléments adaptogènes : Certains suppléments naturels comme l'ashwagandha, le ginseng, le maca et la réglisse peuvent aider à soutenir l'équilibre hormonal.

Exposition au soleil : Passez du temps à l'extérieur pour obtenir de la vitamine D, qui joue un rôle dans l'équilibre hormonal.

Réduction du sucre raffiné : Limitez la consommation de sucre raffiné, qui peut perturber les niveaux d'insuline et d'autres hormones.

Pratiques relaxantes : Faites des activités qui vous détendent et réduisent le stress, comme lire, prendre un bain chaud ou écouter de la musique apaisante.

Herbes adaptogènes : Les herbes adaptogènes comme l'ashwagandha, le ginseng et le rhodiola peuvent aider à équilibrer les hormones en réponse au stress.

Réduction de la consommation de produits laitiers et de viande rouge : Certaines personnes trouvent que réduire leur consommation de produits laitiers et de viande rouge peut améliorer leur équilibre hormonal.

Thérapie hormonale naturelle : Certaines thérapies naturelles comme la thérapie à base d'œstrogènes végétaux peuvent aider à équilibrer les hormones chez certaines personnes.

Consultation médicale : Si vous avez des problèmes hormonaux spécifiques, consultez un professionnel de la santé qualifié pour discuter des options de traitement appropriées.

Il est important de noter que l'équilibre hormonal peut être influencé par une combinaison de facteurs, et il est recommandé de consulter un professionnel de la santé avant de mettre en œuvre des changements importants dans votre régime ou votre style de vie.

CLARTÉ MENTALE

<u>Prières :</u>

Prie pour une clarté mentale et une concentration accrue.

<u>Exemple de prière :</u>

"Chère Source de Sagesse et de Lumière,

Je me tourne vers toi dans l'espoir de recevoir une clarté mentale pure.

Aide-moi à dissiper les nuages de confusion et à voir avec une vue claire.

Je te demande de libérer mon esprit de tout embrouillement,

De me guider vers une pensée claire et un discernement profond.

Que mes pensées soient comme des étoiles brillantes dans le ciel de mon esprit,

M'illuminant le chemin et dissipant tout doute.

Permets-moi d'accéder à ma sagesse intérieure et à ma connaissance,

D'appréhender les situations avec une perspective claire et équilibrée.

Que chaque décision que je prends soit éclairée par ta lumière,

Et que je puisse naviguer dans la vie avec confiance et certitude.

Je demande à être ouvert à l'inspiration et à l'intuition,

À recevoir les réponses que je recherche avec une clarté profonde.

Aide-moi à éliminer les distractions et à focaliser mon esprit,

Pour que la clarté règne et que la compréhension fleurisse.

Je remercie pour la guidance que tu offres, si aimante,

Pour la clarté mentale que je sens grandir en moi, vibrant.

Je m'engage à honorer cette clarté en prenant des décisions justes,

Guidé(e) par ta lumière, je progresse en toute confiance.

Amen."

Phytothérapie :

Romarin : Le romarin est réputé pour stimuler la concentration, la mémoire et la clarté mentale.

Menthe poivrée : La menthe poivrée peut aider à rafraîchir l'esprit, améliorer la concentration et stimuler la vigilance.

Ginkgo biloba : Cette herbe peut améliorer la circulation sanguine vers le cerveau, favorisant ainsi la clarté mentale.

Basilic sacré (tulsi) : Le basilic sacré est utilisé pour améliorer la concentration, soulager le stress mental et promouvoir la clarté.

Sauge : La sauge peut aider à stimuler la concentration et la clarté mentale, ainsi qu'à favoriser la mémoire.

Thé vert : Le thé vert contient de la caféine et des antioxydants qui peuvent aider à stimuler l'éveil mental et la concentration.

Guarana : Cette plante contient de la caféine naturelle et peut aider à améliorer la vigilance et la clarté mentale.

Bacopa monnieri : Également connu sous le nom de Brahmi, cet herbe est utilisé pour stimuler la mémoire et la clarté mentale.

Rose de Damas : Les pétales de rose de Damas en infusion peuvent aider à calmer l'esprit et à améliorer la clarté mentale.

Citronnelle : La citronnelle peut aider à éclaircir l'esprit, à soulager le stress mental et à améliorer la concentration.

Camomille : La camomille peut apaiser l'esprit, réduire l'anxiété et favoriser un état mental propice à la clarté.

Lavande : L'arôme apaisant de la lavande peut aider à détendre l'esprit, favorisant ainsi la clarté mentale.

Éleuthérocoque (ginseng de Sibérie) : Cette herbe adaptogène peut aider à améliorer la concentration, la clarté mentale et la résistance au stress.

Sauge sclarée : La sauge sclarée peut aider à équilibrer les hormones et à améliorer la clarté mentale.

Gingembre : Le gingembre peut stimuler la circulation sanguine, améliorant ainsi la clarté mentale et la concentration.

Comme toujours, il est important de faire des recherches approfondies et, si nécessaire, de consulter un professionnel de la santé ou un herboriste qualifié avant de consommer de nouvelles herbes, en particulier si vous avez des problèmes de santé ou si vous prenez des médicaments.

<u>Acupression :</u>

Point du Troisième Œil (VG24.5) : Situé entre les sourcils, au niveau du point "du troisième œil", ce point est associé à la clarté mentale et à l'intuition.

Point du Quatrième Œil (VG14) : Situé au milieu du front, entre les sourcils, ce point est également lié à la clarté mentale et à la concentration.

Point du Centre des Pensées (GV20) : Localisé sur le sommet de la tête, ce point peut aider à équilibrer les énergies mentales et favoriser la concentration.

Point du Cœur (CO15) : Ce point est situé sur le bras, à environ une largeur de main en dessous de l'aisselle. Il peut aider à libérer l'esprit et à favoriser la clarté.

Point du Cœur (CO7) : Situé sur la face interne du poignet, ce point peut aider à calmer l'esprit et à favoriser une pensée claire.

Point du Gros Intestin 4 (GI4) - Croisement de la Vallée : Ce point est situé entre le pouce et l'index. Il peut aider à stimuler la concentration et à éclaircir les idées.

Point du Rein 3 (R3) - Source Sacrée : Situé sur la cheville, entre le tendon d'Achille et la cheville elle-même, ce point peut aider à équilibrer l'esprit et à favoriser la concentration.

Point du Cerveau (BL15) : Situé sur le dos, entre les omoplates, ce point peut aider à nourrir l'énergie du cerveau et à soutenir la clarté mentale.

Point du Trésor (BL39) : Localisé à l'arrière du genou, ce point peut aider à équilibrer l'énergie mentale et à favoriser la concentration.

Point du 6e Méridien (H6) - Porte de l'Esprit : Ce point est situé à l'intérieur du poignet, à environ trois largeurs de doigts au-dessus du pli du poignet. Il peut aider à calmer l'esprit et à favoriser la concentration.

Lorsque vous stimulez ces points, utilisez une pression douce mais ferme avec le bout de vos doigts. Faites preuve d'intention et de concentration pendant la stimulation pour maximiser les bénéfices. Comme toujours, si vous avez des problèmes de santé ou des préoccupations spécifiques, consultez un professionnel de la santé ou un acupuncteur qualifié avant de pratiquer l'acupression.

<u>Autres techniques :</u>

Méditation : Pratiquez la méditation régulièrement pour calmer l'esprit, renforcer la concentration et développer la clarté mentale.

Respiration consciente : Utilisez des techniques de respiration profonde pour oxygéner le cerveau, réduire le stress et favoriser la clarté.

Exercice physique : L'exercice régulier peut améliorer la circulation sanguine vers le cerveau, stimulant ainsi la clarté mentale.

Journaling : Écrivez vos pensées, idées et réflexions dans un journal pour clarifier vos pensées et favoriser la compréhension.

Mindfulness : Pratiquez la pleine conscience pour être présent dans le moment présent, ce qui peut améliorer la clarté mentale.

Éviter les distractions : Réduisez les distractions comme les médias sociaux, les notifications et la multitâche pour maintenir une pensée claire.

Hydratation : Buvez suffisamment d'eau pour maintenir l'hydratation du cerveau, ce qui peut influencer la clarté mentale.

Pause mentale : Prenez régulièrement des pauses pour reposer votre esprit et éviter la surcharge cognitive.

Alimentation équilibrée : Optez pour des aliments riches en nutriments, en particulier ceux qui contiennent des acides gras oméga-3, pour soutenir la fonction cérébrale.

Limitation de la caféine : Réduisez la consommation excessive de caféine, car elle peut causer des fluctuations d'énergie et affecter la clarté mentale.

Musique apaisante : Écoutez de la musique douce ou des sons de la nature pour favoriser la relaxation et la clarté mentale.

Organisation : Organisez vos tâches et vos environnements pour réduire le désordre mental et favoriser une pensée claire.

Pratiques artistiques : Engagez-vous dans des activités artistiques comme la peinture, le dessin ou la musique pour stimuler la créativité et la clarté mentale.

Sommeil de qualité : Assurez-vous de dormir suffisamment et d'avoir un sommeil de qualité pour permettre au cerveau de se reposer et de se régénérer.

Réduction du stress : Pratiquez des techniques de gestion du stress comme le yoga, le tai-chi ou la relaxation pour maintenir la clarté mentale.

Suppléments : Certains suppléments comme les oméga-3, les vitamines B et les antioxydants peuvent soutenir la fonction cérébrale et la clarté mentale.

Visualisation : Utilisez la visualisation créative pour vous imaginer avec un esprit clair, concentré et vif.

Apprentissage continu : Stimulez votre esprit en apprenant de nouvelles compétences, en lisant et en explorant de nouveaux sujets.

Interaction sociale : Engagez-vous dans des conversations stimulantes pour encourager la pensée critique et la clarté mentale.

Thérapie ou coaching : Si nécessaire, travaillez avec un professionnel de la santé mentale ou un coach pour développer des stratégies de clarté mentale personnalisées.

Comme toujours, explorez ces techniques et ajustez-les en fonction de ce qui fonctionne le mieux pour vous et de vos besoins spécifiques.

DIGESTION SAINE

<u>Prières :</u>

Médite sur une digestion fluide et harmonieuse.

<u>Exemple de prière :</u>

"Chère Source de Vie et de Guérison,

Je me tourne vers toi avec gratitude et humilité,

Te demandant de bénir ma digestion avec ta lumière.

Je prie pour que mon système digestif fonctionne en harmonie,

Que chaque repas soit reçu avec aisance et sérénité.

Que mon corps transforme les aliments en énergie vitale,

Et que chaque cellule soit nourrie, guérie et revitalisée.

Guide les enzymes et les processus naturels,

Pour une digestion fluide, sans effort ni douleur.

Libère toute tension et toute stagnation,

Permettant à la nourriture de circuler en parfaite résonance.

Je demande à équilibrer les acides et les enzymes,

Pour une absorption optimale des nutriments divins.

Que mon estomac soit un temple de paix et de calme,

Accueillant les aliments avec douceur et équilibre.

Aide-moi à manger avec gratitude et conscience,

À choisir des aliments qui soutiennent ma santé et ma vitalité.

Que chaque bouchée soit emplie de bénédictions,

Contribuant à mon bien-être physique et spirituel.

Je remercie pour la sagesse de mon corps et de mon esprit,

Pour la capacité de guérison innée qui réside en moi.

Permets-moi de ressentir la joie d'une digestion saine,

Et que cette lumière irradie en moi, illuminant chaque jour.

Amen."

Phytothérapie :

Menthe poivrée : La menthe poivrée peut aider à soulager les maux d'estomac, les ballonnements et favoriser une digestion confortable.

Camomille : La camomille a des propriétés apaisantes qui peuvent aider à calmer l'estomac et soulager l'indigestion.

Anis étoilé (badiane) : L'anis étoilé peut favoriser la digestion en aidant à réduire les gaz et les ballonnements.

Gingembre : Le gingembre peut aider à stimuler la digestion, à soulager les nausées et à améliorer la circulation sanguine vers l'estomac.

Fenouil : Le fenouil est réputé pour soulager les troubles digestifs tels que les ballonnements, les gaz et l'indigestion.

Réglisse : La réglisse peut aider à apaiser les troubles digestifs, réduire l'inflammation et soutenir la santé gastrique.

Fleurs de sureau : Les fleurs de sureau peuvent favoriser la digestion en réduisant les spasmes et en soulageant l'indigestion.

Pissenlit : Les feuilles de pissenlit peuvent stimuler la production de bile, aidant ainsi à la digestion des graisses.

Fenugrec : Le fenugrec peut aider à soulager les troubles digestifs tels que les ballonnements, les gaz et l'indigestion.

Mélisse : La mélisse peut aider à soulager les spasmes gastriques, à calmer l'estomac et à favoriser une digestion paisible.

Coriandre : La coriandre peut aider à soulager les gaz et les ballonnements, et à favoriser une digestion confortable.

Mélisse citronnée : La mélisse citronnée peut favoriser une digestion calme et régulière, en plus d'avoir des propriétés apaisantes.

Cardamome : La cardamome peut aider à stimuler la digestion, à soulager les nausées et à réduire les spasmes gastriques.

Cumin : Le cumin peut favoriser la digestion en aidant à réduire les ballonnements et en stimulant la production de bile.

Lavande : La lavande peut avoir des propriétés apaisantes pour l'estomac et aider à réduire le stress lié à la digestion.

Comme toujours, il est important de faire des recherches approfondies et, si nécessaire, de consulter un professionnel de la santé ou un herboriste qualifié avant de consommer de nouvelles herbes, en particulier si vous avez des problèmes de santé ou si vous prenez des médicaments.

<u>Acupression :</u>

Point du 4e Méridien (E36) - Trois Liens : Situé sous le genou, à environ quatre largeurs de doigts en dessous de la rotule, ce point peut aider à réguler la digestion et à soulager les maux d'estomac.

Point du 12e Méridien (E25) - Traversée du Fleuve : Ce point est localisé près du nombril. Il peut favoriser la digestion, soulager les gaz et améliorer l'énergie de l'estomac.

Point du 10e Méridien (E27) - Estomac et Réserve : Situé dans le creux entre le nombril et le sternum, ce point peut soutenir la digestion et soulager les maux d'estomac.

Point du 12e Méridien (E44) - Bouche de l'Estomac : Ce point est situé à l'extrémité du creux de l'os du poignet, côté coude. Il peut aider à soulager les nausées et les maux d'estomac.

Point du 3e Méridien (E25) - Estomac Central : Situé sur le front, entre les sourcils, ce point peut stimuler la digestion et soulager les inconforts gastriques.

Point du 6e Méridien (E9) - Estomac Particulier

: Localisé sous l'œil, au coin de l'orbite, ce

point peut aider à soulager les maux

d'estomac et les nausées.

Point du 4e Méridien (V20) - Allongé : Situé

sur le dos, au niveau de la taille, ce point peut

soutenir l'estomac et la digestion.

Point du 4e Méridien (V22) - Piège : Ce point

est situé au-dessus de l'os de la clavicule, près

du cou. Il peut aider à soulager les maux

d'estomac et les nausées.

Point du 3e Méridien (V12) - Palais : Situé sur

le bras, à environ quatre doigts en dessous du

coude, ce point peut favoriser la digestion et soulager les maux d'estomac.

Point du 3e Méridien (V13) - Porte des Aliments : Ce point est situé sur le ventre, à environ quatre doigts au-dessus du nombril. Il peut aider à équilibrer l'estomac et à soutenir la digestion.

Lorsque vous stimulez ces points, utilisez une pression douce mais ferme avec le bout de vos doigts. Prenez quelques respirations profondes pendant la stimulation pour favoriser la détente et le flux d'énergie. Comme toujours, si vous avez des problèmes de santé ou des préoccupations spécifiques, consultez un professionnel de la santé ou un acupuncteur qualifié avant de pratiquer l'acupression.

<u>Autres techniques :</u>

Manger lentement : Prenez le temps de mâcher soigneusement chaque bouchée pour faciliter la digestion et permettre à votre corps de bien traiter les aliments.

Portions modérées : Évitez les repas trop copieux qui peuvent surcharger votre système digestif. Optez pour des portions adaptées à votre appétit.

Hydratation : Buvez suffisamment d'eau tout au long de la journée pour maintenir une hydratation adéquate et favoriser une digestion fluide.

Éviter le stress : Le stress peut affecter la digestion. Pratiquez des techniques de gestion du stress comme la méditation, le yoga et la respiration profonde.

Activité physique : Faites de l'exercice régulièrement pour stimuler la circulation sanguine et favoriser une digestion optimale.

Éviter les aliments irritants : Réduisez la consommation d'aliments épicés, gras et frits, ainsi que ceux qui peuvent causer des ballonnements et des gaz.

Fibres alimentaires : Consommez suffisamment de fibres à partir de légumes, de fruits et de céréales complètes pour soutenir le transit intestinal.

Probiotiques : Les aliments riches en probiotiques, comme le yaourt et la choucroute, peuvent soutenir une flore intestinale saine.

Prébiotiques : Consommez des aliments riches en prébiotiques, tels que les légumes et les grains entiers, pour nourrir les bonnes bactéries intestinales.

Éviter les repas tardifs : Essayez de dîner au moins quelques heures avant le coucher pour permettre une digestion adéquate.

Infusions d'herbes digestives : En plus des herbes mentionnées précédemment, certaines herbes comme le fenouil, le coriandre et l'aneth peuvent favoriser la digestion.

Manger des aliments fermentés : Les aliments fermentés comme le kéfir, le kimchi et le kombucha peuvent soutenir une digestion saine en fournissant des probiotiques naturels.

Éviter les boissons gazeuses : Les boissons gazeuses peuvent entraîner des ballonnements et des gaz. Optez pour des boissons non gazeuses.

Massages abdominaux : Pratiquez des massages doux dans le sens des aiguilles d'une montre sur votre abdomen pour stimuler la digestion.

Suppléments enzymatiques : Sous la supervision d'un professionnel de la santé, envisagez des suppléments enzymatiques pour soutenir la digestion.

Éviter les repas lourds avant le coucher : Limitez la consommation d'aliments lourds et riches en graisses avant de vous coucher pour éviter les inconforts digestifs.

Thérapies alternatives : Des thérapies comme l'acupuncture, l'ostéopathie et la chiropratique peuvent aider à équilibrer l'énergie du corps et à soutenir la digestion.

Respectez votre horloge biologique : Essayez de manger à des heures régulières pour favoriser une digestion prévisible et harmonieuse.

Réduisez le sel : Une consommation excessive de sel peut entraîner une rétention d'eau et causer des ballonnements. Optez pour des alternatives plus saines.

Écoutez votre corps : Soyez attentif à vos signaux corporels et ajustez votre alimentation en fonction de ce qui fonctionne le mieux pour vous.

Comme toujours, l'approche qui convient dépend de votre situation individuelle. Si vous avez des problèmes de santé ou des préoccupations spécifiques, consultez un professionnel de la santé pour obtenir des conseils adaptés à votre cas.

HARMONIE FAMILIALE

<u>Prières :</u>

Prie pour une harmonie familiale.

<u>Exemple de prière :</u>

"Chère Source de Lumière et d'Amour,

Je me tourne vers toi avec un cœur ouvert,

Te demandant de bénir notre famille de ta

grâce.

Je prie pour que chaque membre de notre

famille

Trouve la paix, l'amour et l'harmonie dans nos

relations.

Que nos cœurs soient emplis de
compréhension et de compassion,

Et que nous marchions main dans la main sur
le chemin de l'unité.

Guide-nous à travers les défis et les
désaccords,

Aide-nous à communiquer avec respect et
douceur.

Que nos paroles soient empreintes de
bienveillance,

Et que nous écoutions les uns les autres avec
une oreille attentive.

Permets-nous de pardonner les erreurs
passées,

Et d'embrasser le pouvoir de la guérison et de la réconciliation.

Que nos liens familiaux soient forts et durables,

Et que nous cultivions un espace où l'amour fleurit sans fin.

Je te remercie pour chaque moment partagé,

Pour chaque rire, chaque larme et chaque enseignement.

Que notre famille soit un refuge de soutien et d'amour,

Où chacun se sent accepté, valorisé et chéri.

Bénis notre maison avec ta présence divine,

Que la paix règne dans chaque coin et recoin.

Aide-nous à grandir en sagesse et en unité,

Et que l'harmonie familiale soit notre douce mélodie.

Amen."

Phytothérapie :

Rose : Les pétales de rose sont associés à l'amour et à l'harmonie. Une infusion de pétales de rose peut aider à apaiser les tensions et à favoriser des émotions positives.

Mélisse : La mélisse a des propriétés apaisantes et peut aider à calmer les esprits agités, favorisant ainsi un environnement harmonieux.

Camomille : La camomille est connue pour ses propriétés apaisantes et peut aider à réduire le stress et les conflits.

Lavande : La lavande peut aider à calmer les émotions et à favoriser un sentiment de détente, ce qui peut contribuer à l'harmonie familiale.

Menthe verte : La menthe verte est réputée pour apporter une énergie positive et revitalisante, ce qui peut influencer l'ambiance familiale.

Basilic sacré (Tulsi) : Le basilic sacré est considéré comme une herbe sacrée aux propriétés apaisantes et purifiantes, idéale pour favoriser l'harmonie.

Fleurs de sureau : Les fleurs de sureau sont associées à la protection et à la guérison. Une infusion de fleurs de sureau peut aider à apaiser les conflits.

Thym : Le thym peut aider à favoriser la courage, la compréhension et la compassion au sein de la famille.

Millepertuis : Le millepertuis est souvent utilisé pour soulager le stress et favoriser un état d'esprit positif, ce qui peut influencer les interactions familiales.

Fleurs de lavande : Les fleurs de lavande ont un parfum apaisant qui peut aider à créer une atmosphère de détente et d'harmonie.

Fleurs de calendula : Les fleurs de calendula sont associées à la protection et à la guérison. Elles peuvent favoriser un environnement harmonieux.

Fleurs de bleuet : Les fleurs de bleuet sont souvent utilisées pour favoriser la paix intérieure et l'harmonie.

Acupression :

Point du 20e Méridien (H7) - Porte de l'Esprit : Ce point est situé sur la face interne du poignet, dans le creux de l'os. Il peut aider à calmer l'esprit, à réduire le stress et à favoriser l'harmonie émotionnelle.

Point du 4e Méridien (H3) - Grande Crevasse : Localisé entre les tendons à la base du pouce et de l'index, ce point peut aider à relâcher la tension et à favoriser la communication harmonieuse.

Point du 12e Méridien (P6) - Poignet Intérieur : Ce point est situé à trois largeurs de doigts au-dessus du pli du poignet, entre les tendons. Il peut aider à réduire le stress et à apaiser les émotions.

Point du 3e Méridien (P7) - Source du Conflit : Situé à l'extérieur du poignet, entre les tendons, ce point peut aider à libérer les blocages émotionnels et à favoriser des interactions harmonieuses.

Point du 4e Méridien (LI4) - Grande Prédominance : Ce point est situé dans la vallée entre le pouce et l'index. Il peut aider à libérer le stress, à apaiser les émotions et à favoriser la communication.

Point du 12e Méridien (LI11) - Puits du Crochet : Situé au creux du coude, ce point peut aider à libérer l'énergie bloquée et à favoriser l'équilibre émotionnel.

Point du 3e Méridien (SP6) - Trois Confluences : Localisé au-dessus de la cheville, ce point peut aider à harmoniser les énergies du corps et à favoriser la sérénité.

Point du 6e Méridien (SP9) - Huit Frontières : Situé juste au-dessus de la cheville, à l'intérieur du tibia, ce point peut aider à réduire le stress et à favoriser l'équilibre émotionnel.

Point du 1er Méridien (KD1) - Source de l'Eau : Ce point est situé sur la plante du pied, au creux du coussinet près du talon. Il peut aider à ancrer l'énergie et à favoriser la stabilité émotionnelle.

Point du 20e Méridien (PC7) - Source de l'Eau : Situé sur le poignet, entre les tendons, ce point peut aider à calmer l'esprit et à favoriser l'harmonie émotionnelle.

Lorsque vous stimulez ces points, appliquez une pression douce mais ferme avec le bout de vos doigts. Prenez des respirations profondes et concentrez-vous sur l'intention d'harmonie familiale. Comme toujours, si vous avez des problèmes de santé ou des préoccupations spécifiques, consultez un professionnel de la santé ou un acupuncteur qualifié avant de pratiquer l'acupression.

<u>Autres techniques :</u>

Communication ouverte : Encouragez une communication ouverte et respectueuse au sein de la famille. Écoutez activement les uns les autres et exprimez vos pensées et sentiments de manière constructive.

Temps de qualité : Passez du temps de qualité ensemble en faisant des activités qui favorisent les interactions positives, comme des jeux de société, des promenades en plein air ou des repas en famille.

Rituels familiaux : Créez des rituels spéciaux, comme des repas hebdomadaires en famille ou des soirées de discussion, pour renforcer les liens et encourager le partage.

Acceptation et tolérance : Apprenez à accepter et à respecter les différences de chacun au sein de la famille. La tolérance mutuelle peut contribuer à réduire les conflits.

Planification en famille : Impliquez chaque membre de la famille dans la prise de décisions concernant les activités familiales et les responsabilités. Cela peut aider à créer un sentiment d'appartenance et d'engagement.

Gestion du stress : Encouragez des pratiques de gestion du stress comme la méditation, le yoga ou la respiration profonde pour aider chaque membre de la famille à maintenir un équilibre émotionnel.

Gratitude : Encouragez la pratique de la gratitude en partageant régulièrement les choses pour lesquelles vous êtes reconnaissant. Cela peut contribuer à cultiver un état d'esprit positif.

Empathie : Encouragez les membres de la famille à développer leur empathie en se mettant à la place des autres et en cherchant à comprendre leurs points de vue et sentiments.

Limites saines : Établissez des limites saines pour protéger l'intimité et les besoins individuels de chaque membre de la famille.

Résolution de conflits : Enseignez aux membres de la famille des compétences de résolution de conflits, telles que l'écoute active, la communication non violente et le compromis.

Partage des responsabilités : Encouragez la participation de tous dans les tâches ménagères et les responsabilités familiales, favorisant ainsi un sentiment d'équité et d'appartenance.

Renforcement positif : Valorisez et récompensez les comportements positifs et les efforts de chaque membre de la famille.

Célébrations familiales : Organisez des célébrations spéciales pour marquer des occasions importantes et renforcer les liens familiaux.

Projets communs : Travaillez sur des projets ou des activités communes qui permettent à chaque membre de la famille de contribuer de manière significative.

Éducation émotionnelle : Enseignez aux membres de la famille des compétences en intelligence émotionnelle, telles que la reconnaissance et la gestion des émotions.

Temps en solo : Encouragez chaque membre de la famille à prendre du temps pour eux-mêmes afin de se ressourcer et de maintenir un équilibre personnel.

Réunions familiales : Organisez régulièrement des réunions familiales pour discuter des préoccupations, des idées et des projets, favorisant ainsi la participation de tous.

Écoute active : Pratiquez l'écoute active en accordant une attention pleine et entière à ce que les autres disent, ce qui peut renforcer la compréhension et la connexion.

Cours ou ateliers en famille : Participez ensemble à des cours ou à des ateliers qui favorisent la croissance personnelle et les compétences en communication.

Service ensemble : S'engager dans des activités de service en tant que famille peut renforcer les liens et créer un sentiment d'objectif commun.

Rappelez-vous que chaque famille est unique, alors adaptez ces techniques en fonction des besoins et des valeurs de votre propre famille.

L'harmonie familiale demande de la patience, de l'effort et de l'amour continus.

RENFORCEMENT DE L'IMMUNITÉ

Prières :

Prie pour un système immunitaire fort et résilient.

Exemple de prière :

"Divine Source de Santé et de Guérison,

Je me tourne vers toi avec une intention sincère,

Pour demander la force et la protection pour mon corps.

Je prie pour renforcer mon système immunitaire,

Pour qu'il puisse me protéger des défis qui se présentent.

Que mes défenses naturelles soient puissantes et résilientes,

Prêtes à repousser toute menace et tout déséquilibre.

Bénis-moi avec une santé rayonnante et vigoureuse,

Que chaque cellule de mon corps soit revitalisée et purifiée.

Je demande la sagesse pour prendre soin de
moi,

À travers des choix qui favorisent une santé
optimale.

Que mon esprit soit calme et positif,

Car je sais que la pensée positive soutient la
guérison.

Permets-moi d'accueillir l'énergie vitale de la
Terre,

Pour renforcer mon système immunitaire de
l'intérieur.

Je t'exprime ma gratitude pour la vie et la
vitalité,

Et je demande la force d'affronter les défis avec courage.

Bénis-moi avec une immunité forte et équilibrée,

Afin que je puisse briller dans la santé et le bien-être.

Amen."

Phytothérapie :

Échinacée : L'échinacée est une herbe bien connue pour stimuler le système immunitaire et aider à résister aux infections.

Astragale : L'astragale est réputé pour soutenir la résistance du corps aux maladies et renforcer l'immunité.

Gingembre : Le gingembre est anti-inflammatoire et peut aider à stimuler la circulation sanguine, ce qui peut soutenir la santé immunitaire.

Thym : Le thym possède des propriétés antioxydantes et anti-inflammatoires qui peuvent aider à renforcer l'immunité.

Ortie : L'ortie est riche en vitamines et minéraux, ce qui en fait un choix nutritif pour soutenir le système immunitaire.

Sureau noir : Le sureau noir est souvent utilisé pour soutenir le système immunitaire, en particulier lors des premiers signes d'infection.

Cynorrhodon (églantier) : Les cynorrhodons sont riches en vitamine C, ce qui peut aider à renforcer l'immunité.

Menthe poivrée : La menthe poivrée possède des propriétés antioxydantes et peut aider à apaiser les voies respiratoires.

Éleuthérocoque (ginseng sibérien) : L'éleuthérocoque peut aider à soutenir l'endurance et la résilience du corps face au stress.

Réglisse : La réglisse peut aider à apaiser les voies respiratoires et à soutenir le système immunitaire.

Cannelle : La cannelle a des propriétés antimicrobiennes et anti-inflammatoires qui peuvent aider à renforcer l'immunité.

Curcuma : Le curcuma contient la curcumine, un composé aux propriétés anti-inflammatoires qui peut soutenir le système immunitaire.

Lorsque vous préparez des infusions avec ces herbes, suivez les instructions spécifiques pour chaque herbe, car les temps d'infusion et les quantités recommandées peuvent varier. Si vous avez des problèmes de santé ou si vous prenez des médicaments, consultez un professionnel de la santé avant d'introduire de nouvelles herbes dans votre régime alimentaire. Les infusions d'herbes ne remplacent pas les soins médicaux, mais peuvent être utilisées en complément d'une alimentation équilibrée et d'un mode de vie sain.

<u>Acupression :</u>

Point du 11e Méridien (LI4) - Grande Prédominance : Situé dans la vallée entre le pouce et l'index, ce point peut aider à renforcer l'immunité et à promouvoir la circulation de l'énergie.

Point du 20e Méridien (H7) - Porte de l'Esprit : Ce point est situé sur la face interne du poignet, dans le creux de l'os. Il peut aider à renforcer l'énergie vitale et à soutenir le système immunitaire.

Point du 12e Méridien (SP6) - Trois Confluences : Localisé au-dessus de la cheville, ce point peut stimuler la circulation énergétique et renforcer l'immunité.

Point du 3e Méridien (SP9) - Huit Frontières : Situé juste au-dessus de la cheville, à l'intérieur du tibia, ce point peut favoriser l'équilibre énergétique et soutenir le système immunitaire.

Point du 3e Méridien (KD3) - Grand Serpent : Ce point est situé dans le creux de la cheville. Il peut aider à renforcer l'énergie des reins, qui est associée à la vitalité et à l'immunité.

Point du 6e Méridien (KD6) - Hallebarde de Confluence : Localisé sur le pied, ce point peut renforcer l'énergie des reins et soutenir le système immunitaire.

Point du 12e Méridien (BL23) - Rein Shu : Situé dans la région lombaire, ce point est lié à l'énergie des reins. Il peut favoriser la vitalité et renforcer l'immunité.

Point du 13e Méridien (BL25) - Gros Intestin Shu : Ce point est également situé dans la région lombaire et peut aider à renforcer l'énergie de l'intestin, qui est liée à l'immunité.

Point du 5e Méridien (LU7) - Point de Passage du Méridien du Poumon : Ce point est situé à l'intérieur du poignet. Il peut aider à soutenir le système immunitaire en régulant l'énergie des poumons.

Lorsque vous stimulez ces points, appliquez une pression douce mais ferme avec le bout de vos doigts. Prenez des respirations profondes et concentrez-vous sur l'intention de renforcer votre système immunitaire. L'acupression peut être une pratique complémentaire à des soins médicaux et à des choix de vie sains. Si vous avez des problèmes de santé ou des préoccupations spécifiques, consultez un professionnel de la santé ou un acupuncteur qualifié avant de pratiquer l'acupression.

<u>Autres techniques :</u>

Alimentation équilibrée : Adoptez une alimentation riche en fruits, légumes, protéines maigres et grains entiers. Priorisez les aliments riches en vitamines, minéraux et antioxydants, tels que les agrumes, les baies, les légumes verts et les noix.

Hydratation : Buvez suffisamment d'eau tout au long de la journée pour maintenir une hydratation optimale.

Sommeil de qualité : Assurez-vous de dormir suffisamment chaque nuit pour permettre à votre corps de se régénérer et de renforcer votre système immunitaire.

Gestion du stress : Pratiquez des techniques de gestion du stress telles que la méditation, le yoga, la respiration profonde et la relaxation pour maintenir un équilibre émotionnel.

Activité physique régulière : Faites de l'exercice régulièrement pour stimuler la circulation sanguine, améliorer la fonction immunitaire et réduire le risque de maladies.

Exposition au soleil : Passez du temps à l'extérieur pour obtenir une quantité adéquate de vitamine D, qui joue un rôle important dans la fonction immunitaire.

Hygiène personnelle : Lavez-vous les mains fréquemment, adoptez des mesures d'hygiène appropriées et évitez les contacts rapprochés avec des personnes malades.

Éviter les toxines : Limitez votre exposition aux produits chimiques et aux substances toxiques dans l'environnement.

Suppléments : Consultez un professionnel de la santé pour déterminer si vous avez besoin de compléments alimentaires, tels que la vitamine C, la vitamine D, le zinc ou les probiotiques, pour renforcer votre immunité.

Herbes et remèdes naturels : En plus des infusions, explorez d'autres herbes et remèdes naturels réputés pour renforcer l'immunité, comme l'ail, l'échinacée et le sureau.

Réduction de la consommation de sucre :
Limitez votre consommation de sucre raffiné,
car il peut affaiblir le système immunitaire.

Contact social positif : Maintenez des relations
sociales positives, car le soutien social peut
jouer un rôle dans la santé immunitaire.

Équilibre émotionnel : Favorisez un équilibre
émotionnel en pratiquant des activités qui
vous apportent de la joie et en établissant des
limites saines.

Nettoyage de l'environnement : Assurez-vous
que votre environnement de vie est propre et

bien entretenu pour éviter la prolifération de bactéries et de virus.

Consultation médicale : Si vous avez des préoccupations concernant votre immunité, consultez un professionnel de la santé pour obtenir des conseils et des recommandations spécifiques.

Chaque individu est unique, alors choisissez les techniques qui correspondent le mieux à votre mode de vie et à vos besoins personnels. Le renforcement de l'immunité est un processus global qui implique une approche holistique de la santé.

OUVERTURE DU CŒUR

Prières :

Médite sur l'ouverture du cœur et l'amour inconditionnel.

Exemple de prière :

"Divine Source d'Amour et de Lumière,

En ce moment sacré, je me tourne vers toi,

Pour demander l'ouverture de mon cœur en toute douceur.

Permets-moi de relâcher les barrières que j'ai érigées,

Et d'accueillir l'amour inconditionnel qui réside en moi.

Que mon cœur s'ouvre comme une fleur au lever du soleil,

Rayonnant de compassion, de gentillesse et de bienveillance.

Je libère toute rancœur et toute amertume,

Pour laisser place à la paix et à la guérison.

Que chaque battement de mon cœur résonne avec l'harmonie,

Et que je puisse partager cet amour avec le monde.

Bénis-moi avec la capacité de pardonner et de lâcher prise,

Pour que je puisse avancer avec légèreté et liberté.

Que mon cœur devienne un canal de compassion,

Pour moi-même et pour tous les êtres vivants.

Je demande l'ouverture du cœur envers la beauté de la vie,

Envers les liens sacrés qui nous unissent tous.

Permets-moi de ressentir la joie profonde qui émane de l'amour,

Et de la répandre partout où je vais.

Amen."

Phytothérapie :

Rose : Les pétales de rose sont souvent utilisés pour leur potentiel d'ouverture du cœur et de stimulation des émotions d'amour et de tendresse.

Camomille : La camomille peut aider à apaiser les tensions et à promouvoir la relaxation, ce qui peut contribuer à ouvrir le cœur à des émotions positives.

Lavande : La lavande est réputée pour ses propriétés calmantes et apaisantes, ce qui peut favoriser une ouverture émotionnelle en éliminant le stress.

Mélisse : La mélisse est souvent utilisée pour calmer l'anxiété et le stress, permettant ainsi à l'espace du cœur de s'ouvrir plus pleinement.

Hibiscus : Les fleurs d'hibiscus sont riches en antioxydants et peuvent soutenir le bien-être émotionnel, contribuant ainsi à l'ouverture du cœur.

Millepertuis : Le millepertuis est associé à la régulation de l'humeur et peut aider à apaiser les sentiments de tristesse.

Verveine citronnée : Cette herbe peut favoriser la détente et la tranquillité d'esprit, aidant à établir un espace émotionnel ouvert.

Fleurs de sureau : Les fleurs de sureau sont considérées comme ayant des propriétés énergétiques pour soutenir le cœur et les émotions.

Tulsi (basilic sacré) : Le tulsi est souvent utilisé pour ses propriétés calmantes et équilibrantes, aidant à ouvrir le cœur.

Feuilles de framboisier : Les feuilles de framboisier sont considérées pour leur potentiel de soutien émotionnel et leur relation avec le cœur.

Rappelez-vous que les effets des herbes peuvent varier d'une personne à l'autre, et il est important de tenir compte de vos propres réactions et de consulter un professionnel de la santé si vous avez des préoccupations médicales. L'infusion de ces herbes peut être une belle manière d'accompagner votre intention d'ouvrir votre cœur.

<u>Acupression</u> :

Point du 4e Méridien (HT3) - Porte de l'Esprit : Situé sur le bord du bras, dans le creux du coude, ce point peut aider à libérer les émotions et à favoriser l'ouverture du cœur.

Point du 4e Méridien (HT7) - Esprit de l'Esprit : Ce point est situé à l'intérieur du poignet. Il peut aider à apaiser le cœur et à ouvrir l'esprit et les émotions.

Point du 14e Méridien (HT6) - Mer de l'Esprit : Localisé sur l'intérieur du bras, ce point peut aider à calmer l'esprit et à ouvrir le cœur.

Point du 9e Méridien (PC6) - Grande Prédominance : Situé entre les deux tendons sur l'intérieur du bras, ce point peut aider à libérer les émotions et à favoriser l'ouverture du cœur.

Point du 17e Méridien (CV17) - Mer de la Poitrine : Ce point est situé au centre de la poitrine. Il est souvent stimulé pour favoriser l'ouverture du cœur et soulager les tensions émotionnelles.

Point du 14e Méridien (CV14) - Grande Prédominance : Localisé sur le milieu du sternum, ce point peut aider à équilibrer les émotions et à ouvrir le cœur.

Point du 4e Méridien (CV4) - Porte de la Vie : Ce point est situé juste sous le nombril. En stimulant ce point, vous pouvez aider à équilibrer les énergies du cœur et à ouvrir le centre émotionnel.

Point du 4e Méridien (CV6) - Mer de l'Énergie QI : Situé juste au-dessus du pubis, ce point peut aider à équilibrer les émotions et à ouvrir le cœur.

Point du 7e Méridien (CV19) - Bouche du Poitrail : Ce point est situé sur le haut de la poitrine. Il peut aider à libérer les émotions bloquées et à favoriser l'ouverture du cœur.

Lorsque vous stimulez ces points, prenez quelques respirations profondes et concentrez-vous sur l'intention d'ouvrir votre cœur et de libérer les émotions. L'acupression peut être une pratique complémentaire pour soutenir votre bien-être émotionnel.

Autres techniques :

Pratique de la gratitude : Prenez chaque jour quelques instants pour exprimer votre gratitude envers les aspects positifs de votre vie. Cela peut aider à ouvrir votre cœur à des émotions positives.

Méditation du cœur : Pratiquez une méditation axée sur le cœur en visualisant un espace lumineux et chaleureux au centre de votre poitrine. Imaginez cet espace s'ouvrir et rayonner d'amour et de compassion.

Écriture expressive : Prenez l'habitude d'écrire vos émotions, vos pensées et vos aspirations dans un journal. L'écriture peut aider à libérer ce qui est enfoui et à ouvrir votre cœur.

Danse libre : Mettez de la musique qui vous inspire et dansez de manière spontanée. Laissez vos mouvements exprimer vos émotions et ouvrir votre cœur.

Pratique de la compassion : Prenez quelques minutes chaque jour pour envoyer des pensées d'amour et de compassion à vous-même et aux autres. Cela peut aider à élargir votre cœur et à renforcer vos liens émotionnels.

Visualisation de guérison : Fermez les yeux et visualisez une lumière douce et chaleureuse qui remplit votre poitrine. Imaginez cette lumière guérissant toute tension émotionnelle et ouvrant votre cœur.

Affirmations positives : Utilisez des affirmations positives pour vous encourager à cultiver des émotions d'amour, de pardon et de compassion envers vous-même et les autres.

Activités créatives : Engagez-vous dans des activités créatives comme la peinture, la musique, l'écriture ou la sculpture. Ces activités peuvent aider à libérer vos émotions et à ouvrir votre cœur.

Partage authentique : Prenez le temps de partager vos émotions et vos pensées authentiques avec des amis proches ou des thérapeutes. Le fait de s'ouvrir peut favoriser une plus grande ouverture du cœur.

Pratique de l'écoute active : Écoutez activement les autres sans jugement et avec compassion. Cette pratique peut ouvrir votre cœur à la connexion émotionnelle.

Service altruiste : Engagez-vous dans des activités de bénévolat ou d'aide aux autres. Le service désintéressé peut renforcer les émotions positives et ouvrir le cœur.

Pratique de pardon : Travailler sur le pardon envers vous-même et les autres peut aider à libérer les émotions négatives et à ouvrir votre cœur à la guérison.

Exercices de respiration : Pratiquez des exercices de respiration profonde pour calmer votre esprit et ouvrir votre cœur à l'instant présent.

Choisissez les techniques qui résonnent le plus avec vous et qui s'intègrent harmonieusement dans votre vie. L'ouverture du cœur est un voyage personnel, alors soyez patient avec vous-même et permettez à ces pratiques de vous guider vers une plus grande ouverture émotionnelle.

GESTION DU POIDS

Prières :

Prie pour une relation saine avec ton corps et une gestion du poids équilibrée.

Exemple de prière :

"Divine Source de Lumière et de Sagesse,

En ce moment sacré, je me tourne vers toi,

Pour demander ton soutien dans ma quête de gestion du poids.

Je choisis de cultiver l'amour et le respect envers mon corps,

De reconnaître que chaque partie de moi est précieuse et unique.

Je libère les pensées de jugement et d'autocritique,

Pour laisser place à la compassion et à l'acceptation.

Guide-moi vers des choix alimentaires nourrissants et équilibrés,

Aide-moi à m'écouter et à répondre aux besoins de mon corps.

Que je trouve l'équilibre entre plaisir et santé,

Et que je découvre la paix dans ma relation avec la nourriture.

Soutiens-moi dans ma quête d'activité physique et de mouvement,

Que je trouve la joie dans chaque mouvement que je fais.

Aide-moi à libérer les fardeaux émotionnels qui peuvent influencer mon poids,

Et à cultiver des émotions positives et équilibrées.

Bénis-moi avec la patience et la persévérance pour atteindre mes objectifs,

Mais aussi avec l'acceptation de chaque étape de ce voyage.

Aide-moi à gérer le stress et les émotions sans recourir à la suralimentation,

Et à trouver des moyens sains de faire face aux défis.

Que je me sente soutenu(e) dans ma démarche de gestion du poids,

Non seulement physiquement, mais aussi émotionnellement et spirituellement.

Amen."

<u>Phytothérapie :</u>

Thé vert : Le thé vert est souvent apprécié pour sa teneur en catéchines, qui peuvent aider à soutenir le métabolisme et à brûler les graisses.

Feuilles de pissenlit : Les feuilles de pissenlit sont réputées pour leurs propriétés diurétiques et détoxifiantes, ce qui peut aider à éliminer les toxines.

Guarana : Le guarana contient de la caféine naturelle et peut aider à stimuler le métabolisme.

Gingembre : Le gingembre peut avoir un effet stimulant sur la digestion et peut aider à augmenter la sensation de satiété.

Fenouil : Les graines de fenouil sont connues pour leur potentiel de soutien à la digestion et peuvent aider à soulager les ballonnements.

Cannelle : La cannelle peut aider à stabiliser la glycémie et à réguler les envies de sucre.

Fucus vesiculosus (Varech) : Cette algue brune est parfois utilisée pour son contenu en iode, qui peut aider à soutenir la glande thyroïde et le métabolisme.

Hibiscus : Les fleurs d'hibiscus sont riches en antioxydants et peuvent favoriser une digestion saine.

Feuilles de mûre : Les feuilles de mûre sont parfois utilisées pour leur potentiel à soutenir la perte de poids et la gestion de la glycémie.

Réglisse : La réglisse peut aider à réduire les envies de sucre et à maintenir la stabilité de la glycémie.

Il est important de consulter un professionnel de la santé ou un herboriste qualifié avant d'intégrer ces herbes à votre régime, car certaines herbes peuvent avoir des interactions avec des médicaments ou des effets indésirables chez certaines personnes. Une approche globale de la gestion du poids comprend une alimentation équilibrée, l'activité physique régulière et une approche holistique de la santé.

<u>Acupression :</u>

Point du 12e Méridien (SP6) - Trois Environnements : Situé juste au-dessus de la cheville, à quatre doigts au-dessus de l'os de la cheville, ce point peut aider à équilibrer l'appétit et à soutenir la digestion.

Point du 12e Méridien (ST36) - Trois Lièvres : Ce point est situé en dessous du genou, à quelques centimètres sous la rotule. Il est souvent utilisé pour renforcer le métabolisme et améliorer la digestion.

Point du 20e Méridien (CV12) - Grande Prédominance : Localisé sur le milieu de l'abdomen, ce point est associé à la digestion et à l'équilibre émotionnel, ce qui peut influencer les habitudes alimentaires.

Point du 20e Méridien (CV6) - Mer de l'Énergie QI : Situé juste au-dessus du pubis, ce point peut aider à soutenir le système digestif et l'énergie métabolique.

Point du 17e Méridien (CV10) - Mer de l'Eau : Ce point est situé au niveau du nombril. Il est parfois utilisé pour soutenir la digestion et l'équilibre énergétique.

Point du 3e Méridien (LR3) - Grande Ruine : Situé sur le dessus du pied, entre le premier et le deuxième orteil, ce point peut aider à équilibrer l'appétit et la fonction hépatique.

Point du 4e Méridien (CV4) - Porte de la Vie : Ce point est situé juste sous le nombril. Il peut influencer le métabolisme et l'énergie générale.

Point du 12e Méridien (LI11) - Intestin Grosse Colline : Ce point est situé au niveau du coude, à l'extérieur du bras. Il peut soutenir la digestion et l'élimination des toxines.

Point du 12e Méridien (LI4) - Grande Salle : Localisé entre le pouce et l'index, ce point peut aider à équilibrer les envies de sucre et à gérer les fringales.

Rappelez-vous que l'acupression est une pratique complémentaire et que les résultats peuvent varier d'une personne à l'autre. Si vous envisagez d'utiliser l'acupression pour la gestion du poids, il est recommandé de consulter un professionnel de la santé ou un praticien d'acupression qualifié pour des conseils personnalisés.

__Autres techniques :__

Alimentation consciente : Pratiquez la pleine conscience en mangeant, en vous concentrant sur chaque bouchée, en savourant les saveurs et en écoutant les signaux de satiété de votre corps.

Planification des repas : Planifiez vos repas à l'avance pour éviter les choix impulsifs et les grignotages peu sains.

Activité physique régulière : Intégrez une routine d'exercice qui inclut une variété d'activités que vous aimez, comme la marche, la danse, le yoga, ou la natation.

Hydratation adéquate : Buvez suffisamment d'eau tout au long de la journée pour soutenir le métabolisme et maintenir l'équilibre hydrique.

Sommeil de qualité : Veillez à avoir suffisamment de sommeil, car le manque de sommeil peut influencer les hormones liées à l'appétit.

Gestion du stress : Pratiquez des techniques de gestion du stress, comme la méditation, la respiration profonde, le yoga ou la marche en plein air.

Journal alimentaire : Tenez un journal alimentaire pour suivre vos habitudes alimentaires et identifier les schémas ou les déclencheurs émotionnels.

Consultation professionnelle : Consultez un nutritionniste ou un diététicien pour obtenir des conseils personnalisés en matière de nutrition et de gestion du poids.

Prise en compte des émotions : Apprenez à reconnaître et à gérer les émotions qui peuvent influencer vos habitudes alimentaires, en recherchant des moyens sains de les gérer.

Réduction des portions : Servez-vous des portions appropriées pour éviter la suralimentation et favoriser la satiété.

Cuisiner à la maison : Préparez vos repas à la maison autant que possible pour avoir le contrôle sur les ingrédients et les portions.

Éviter les régimes drastiques : Évitez les régimes extrêmement restrictifs qui pourraient avoir des effets négatifs sur votre métabolisme et votre bien-être émotionnel.

Maintien de l'équilibre : Concentrez-vous sur l'équilibre global de votre vie, en accordant de l'importance à votre bien-être mental, émotionnel et physique.

Recherche de soutien : Recherchez le soutien de groupes de soutien, de forums en ligne ou d'amis partageant des objectifs similaires.

Développement de routines saines : Établissez des routines quotidiennes qui incluent des repas réguliers, de l'exercice et des moments de détente.

N'oubliez pas que la gestion du poids est un voyage individuel et que la clé réside dans l'adoption de changements durables et sains. Consultez toujours un professionnel de la santé avant d'apporter des changements significatifs à votre régime alimentaire ou à votre mode de vie.

ÉQUILIBRE DES CHAKRAS

Prières :

Médite sur l'harmonisation de tes centres énergétiques.

Exemple de prière :

"Divine Source de Lumière et d'Harmonie,

En ce moment sacré, je me tourne vers toi,

Pour demander ton soutien dans l'équilibre de mes chakras.

Je reconnais que mes chakras sont des centres d'énergie vitaux,

Qui influencent mon bien-être physique, émotionnel et spirituel.

Je choisis de libérer les blocages et les tensions qui entravent leur flux,

Et d'ouvrir la voie à un équilibre profond et vibrant.

Que mon chakra Racine soit ancré et fort,

M'aidant à me sentir en sécurité, enraciné et connecté à la Terre.

Que mon chakra Sacré rayonne de créativité et de passion,

En équilibrant mes émotions et en nourrissant mon esprit.

Que mon chakra Plexus Solaire brille avec la confiance en moi,

En libérant tout doute et en embrassant mon pouvoir intérieur.

Que mon chakra du Cœur s'ouvre pour aimer sans réserve,

Répandant la compassion et l'acceptation envers moi-même et les autres.

Que mon chakra de la Gorge libère ma vérité avec clarté,

En exprimant mes pensées et mes émotions d'une manière authentique.

Que mon chakra du Troisième Œil s'ouvre à la
sagesse et à l'intuition,

En guidant mes choix avec discernement et
compréhension.

Que mon chakra Couronne se connecte avec la
sagesse universelle,

En m'ouvrant aux enseignements divins et à la
conscience supérieure.

Que l'énergie circule librement à travers
chaque chakra,

Créant un équilibre parfait qui nourrit mon
être tout entier.

Je demande l'alignement, la guérison et
l'équilibre pour chaque chakra,

Pour que je puisse vivre ma vie dans l'harmonie et la plénitude.

Que je sois en harmonie avec moi-même, avec les autres et avec l'univers,

Amen."

Phytothérapie :

Chakra Racine (Muladhara) : Utilisez des herbes qui favorisent l'enracinement, comme la racine de réglisse, la racine de pissenlit ou le ginseng.

Chakra Sacré (Svadhisthana) : Optez pour des herbes qui stimulent la créativité et le flux d'énergie, comme la cannelle, la vanille ou le gingembre.

Chakra Plexus Solaire (Manipura) : Choisissez des herbes qui soutiennent la digestion et le renforcement de la confiance en soi, comme la camomille, le fenouil ou la menthe poivrée.

Chakra du Cœur (Anahata) : Optez pour des herbes qui favorisent l'amour, la compassion et l'ouverture du cœur, comme la rose, la mélisse ou le thé vert.

Chakra de la Gorge (Vishuddha) : Utilisez des herbes qui soutiennent la communication et l'expression de soi, comme la lavande, la sauge ou le thym.

Chakra du Troisième Œil (Ajna) : Optez pour des herbes qui favorisent la clarté mentale et l'intuition, comme la lavande, le romarin ou la passiflore.

Chakra Couronne (Sahasrara) : Choisissez des herbes qui facilitent la connexion spirituelle et la méditation, comme la sauge blanche, la lavande ou la mélisse.

Lorsque vous préparez une infusion, vous pouvez mélanger différentes herbes en fonction de vos besoins spécifiques et des chakras que vous souhaitez équilibrer. Vous pouvez également méditer sur l'intention de l'équilibre des chakras tout en préparant et en buvant votre infusion pour renforcer l'effet symbolique et spirituel de cette pratique. N'oubliez pas de vérifier les éventuelles interactions avec des médicaments ou des problèmes de santé avant d'utiliser de nouvelles herbes.

<u>Acupression :</u>

Point Yin Tang (VG24.5) : Situé entre les sourcils, ce point est associé au troisième œil et peut être stimulé pour soutenir la clarté mentale et l'intuition.

Point Shen Men (HT7) : Situé à l'extrémité du poignet, ce point peut aider à équilibrer les émotions et à favoriser la détente.

Point Mingmen (DU4) : Situé dans la région lombaire, ce point est associé à l'énergie de base et peut soutenir l'équilibre général.

Point Danzhong (CV17) : Situé au milieu de la poitrine, ce point peut être stimulé pour favoriser l'ouverture du cœur et l'expression émotionnelle.

Point Huiyin (CV1) : Situé à la base de la colonne vertébrale, ce point peut être stimulé pour renforcer l'énergie de base et l'enracinement.

Point Baihui (DU20) : Situé au sommet de la tête, ce point est associé au chakra couronne et peut être stimulé pour soutenir la connexion spirituelle et la méditation.

Point Neiguan (PC6) : Situé sur l'avant-bras, entre les tendons, ce point peut aider à équilibrer les émotions et à favoriser la relaxation.

Point Shanzhong (CV17) : Situé sur le sternum, entre les seins, ce point peut être stimulé pour soutenir le chakra du cœur et favoriser la paix intérieure.

Lorsque vous pratiquez l'acupression pour soutenir l'équilibre des chakras, concentrez-vous sur l'intention, la respiration et la relaxation. Les points d'acupression peuvent aider à harmoniser l'énergie du corps, ce qui peut être bénéfique pour le bien-être global. Cependant, rappelez-vous que les approches traditionnelles des chakras et de l'acupression peuvent différer et que vous devriez choisir l'approche qui résonne le mieux avec vous.

<u>Autres techniques :</u>

Méditation chakra : Pratiquez la méditation en vous concentrant sur chaque chakra individuellement, en visualisant leur couleur respective et en ressentant l'énergie qui circule à travers eux.

Yoga des chakras : Pratiquez des poses de yoga spécifiques pour chaque chakra afin de stimuler et d'équilibrer l'énergie à travers le corps.

Affirmations chakra : Utilisez des affirmations positives liées à chaque chakra pour renforcer les aspects émotionnels et spirituels correspondants.

Cristaux et pierres : Utilisez des cristaux associés à chaque chakra en les plaçant sur les zones correspondantes pendant la méditation ou le sommeil.

Aromathérapie : Utilisez des huiles essentielles associées à chaque chakra lors de l'aromathérapie ou de la diffusion pour favoriser l'équilibre énergétique.

Pratiques énergétiques : Explorez des méthodes comme le reiki, le qigong ou le tai-chi pour favoriser la circulation énergétique et l'équilibre des chakras.

Chant et sons : Utilisez des mantras ou des sons spécifiques pour chaque chakra lors de la méditation ou de la relaxation.

Alimentation équilibrée : Adoptez une alimentation riche en couleurs et en nutriments pour soutenir chaque chakra avec des aliments spécifiques.

Bains énergétiques : Prenez des bains relaxants en ajoutant des sels d'Epsom et des huiles essentielles spécifiques à chaque chakra.

Connexion à la nature : Passez du temps en plein air, marchez pieds nus dans l'herbe, asseyez-vous près de l'eau ou méditez dans un environnement naturel pour renforcer la connexion à la Terre.

Chromathérapie : Utilisez la couleur associée à chaque chakra dans votre environnement, en portant des vêtements de couleur correspondante ou en exposant des objets de la même couleur.

Journaling : Tenez un journal pour suivre vos expériences, vos émotions et vos sensations liées à chaque chakra, ce qui peut vous aider à identifier les déséquilibres.

Recherche intérieure : Explorez vos émotions, vos expériences passées et vos croyances pour identifier les blocages émotionnels liés à chaque chakra.

Rappelez-vous que l'équilibrage des chakras est une pratique personnelle et que différentes techniques peuvent résonner différemment avec chaque individu. Vous pouvez choisir une ou plusieurs de ces techniques pour créer une routine d'équilibrage des chakras qui vous convient.

LIBÉRATION DES BLOCAGES

Prières :

Prie pour libérer les blocages émotionnels et énergétiques.

Exemple de prière :

"Divine Source de Lumière et de Guérison,

En ce moment sacré, je me tourne vers toi,

Pour demander la libération des blocages qui m'entravent.

Je reconnais que des blocages émotionnels et énergétiques

Peuvent perturber mon équilibre et ma paix intérieure.

Aujourd'hui, je choisis de lâcher prise et de permettre la libération,

Pour accueillir la guérison, la croissance et la transformation.

Que toute énergie stagnante et négative soit libérée,

Comme les feuilles emportées par le vent d'automne.

Je demande que chaque chakra soit purifié et équilibré,

Afin que l'énergie puisse circuler librement à travers moi.

Je libère les pensées limitantes et les croyances obsolètes,

Qui me retiennent dans le passé et me bloquent.

Que ma lumière intérieure brille avec force et clarté,

M'aidant à surmonter les obstacles et à évoluer.

Que l'amour et la compassion remplacent toute rancœur,

Que le pardon m'ouvre la voie vers la guérison profonde.

Je choisis la libération et la vérité, le courage et la foi,

Pour créer un espace où l'épanouissement est roi.

Que cette prière soit un acte d'intention puissant,

Guidé par la lumière divine qui réside en moi.

Je choisis la libération, la croissance et l'amour,

Et j'embrasse le chemin qui me mène vers le haut.

Amen."

<u>Phytothérapie :</u>

Mélisse : Connu pour ses propriétés apaisantes, la mélisse peut aider à calmer l'esprit et à favoriser la relaxation, créant ainsi un espace propice à la libération des blocages émotionnels.

Camomille : La camomille a des propriétés relaxantes et apaisantes, elle peut aider à atténuer les tensions mentales et émotionnelles, facilitant ainsi la libération.

Sauge : La sauge est traditionnellement utilisée pour la purification et la clarté. Une infusion de sauge peut aider à éliminer les énergies stagnantes et à favoriser la libération.

Menthe poivrée : La menthe poivrée peut favoriser la clarté mentale et l'élimination des pensées négatives, ce qui peut contribuer à la libération des blocages.

Thym : Le thym est associé à la purification et à la force. Il peut aider à éliminer les énergies négatives et à soutenir la libération.

Basilic sacré (Tulsi) : Le basilic sacré est réputé pour ses propriétés spirituelles et énergétiques. Il peut aider à équilibrer l'esprit et à faciliter la libération.

Feuilles d'ortie : L'ortie est souvent considérée comme une herbe purifiante. Elle peut aider à éliminer les toxines émotionnelles et à favoriser la libération.

Réglisse : La réglisse est associée à la force et à la protection. Elle peut aider à équilibrer les énergies et à soutenir le processus de libération.

Passiflore : La passiflore a des propriétés relaxantes et peut aider à calmer l'anxiété, créant un espace propice à la libération.

Achillée millefeuille : L'achillée millefeuille est considérée comme une herbe protectrice et purifiante. Elle peut soutenir le processus de libération en équilibrant les énergies.

Lorsque vous préparez votre infusion, prenez un moment pour vous connecter avec votre intention de libération des blocages. Visualisez les énergies négatives et les tensions se dissiper alors que vous buvez l'infusion. Rappelez-vous que les herbes peuvent être une aide, mais il est également important de travailler sur les aspects émotionnels et mentaux pour une libération complète.

<u>Acupression :</u>

Point de pression des sourcils (Yintang) : Situé entre les sourcils, au-dessus de la racine du nez, ce point peut aider à libérer les tensions mentales et à favoriser la clarté.

Point Shen Men (HT7) : Situé sur le poignet, sur la ligne horizontale reliant le pli du poignet à l'extrémité du petit doigt, ce point est associé à la libération des émotions et à la relaxation.

Point Pericardium 6 (PC6) : Situé à environ trois largeurs de doigts au-dessus du pli du poignet, entre les tendons, ce point est souvent utilisé pour calmer l'anxiété et libérer les blocages émotionnels.

Point de la réunion de la vallée (He Gu, LI4) : Situé entre le pouce et l'index, ce point peut aider à libérer les tensions et favoriser le flux d'énergie.

Point du Troisième Œil (Yintang) : Situé entre les sourcils, ce point peut être stimulé pour favoriser la libération émotionnelle et la clarté.

Point de pression du haut du dos (B10) : Situé à la base du crâne, entre les muscles du cou, ce point peut aider à libérer les tensions accumulées et à favoriser la détente.

Point du Cœur (HT3) : Situé sur le poignet, sur la ligne horizontale reliant le pli du poignet à la base du petit doigt, ce point est associé à l'ouverture du cœur et à la libération émotionnelle.

Point du foie (LV3) : Situé sur le pied, entre le premier et le deuxième orteil, ce point peut aider à libérer les émotions refoulées et à favoriser la circulation énergétique.

Point de la mer d'énergie (Ren6) : Situé à environ deux travers de doigts en dessous du nombril, ce point peut aider à libérer les tensions dans le bas de l'abdomen.

Point du 7e chakra (Baihui, DU20) : Situé au sommet de la tête, ce point est associé à la spiritualité et à la libération émotionnelle.

Lorsque vous stimulez ces points d'acupression, faites-le avec douceur et en vous concentrant sur votre intention de libération des blocages. Respirez profondément et laissez-vous guider par les sensations que vous ressentez. Vous pouvez également utiliser des mouvements circulaires doux pour masser les points et encourager le flux d'énergie.

<u>Autres techniques :</u>

Respiration consciente : Pratiquez des techniques de respiration profonde et consciente pour aider à libérer les tensions et à permettre à l'énergie bloquée de circuler.

Écriture expressive : Tenez un journal où vous écrivez librement sur vos émotions, vos pensées et vos blocages. Cela peut vous aider à identifier et à libérer ce qui vous retient.

Mouvement corporel : Dansez, faites du yoga, ou engagez-vous dans des activités physiques qui encouragent la libération des tensions et l'épanouissement de l'énergie.

Visualisation guidée : Utilisez des visualisations pour imaginer que vous libérez les blocages, les laissant s'échapper sous forme de lumière ou de particules.

Méditation guidée : Écoutez des méditations guidées spécifiques à la libération des blocages pour vous aider à vous connecter à vos émotions et à les relâcher.

Auto-massage : Utilisez des techniques d'automassage pour libérer les tensions accumulées dans les muscles et favoriser le flux d'énergie.

Reiki ou guérison énergétique : Consultez un praticien de Reiki ou un guérisseur énergétique pour vous aider à libérer les blocages énergétiques.

Pratique de l'acceptation : Pratiquez la pleine conscience et l'acceptation des émotions et des expériences que vous ressentez, ce qui peut favoriser la libération.

Musicothérapie : Écoutez de la musique apaisante et expressive pour aider à libérer les émotions bloquées et à créer un espace pour le bien-être.

Rituels de libération : Créez des rituels symboliques, comme brûler des lettres représentant vos blocages ou libérer des ballons, pour marquer votre intention de libération.

Consultation professionnelle : Si les blocages sont profonds et persistants, envisagez de consulter un thérapeute, un conseiller ou un professionnel de la santé mentale pour un soutien professionnel.

Travail avec les rêves : Tenez un journal de rêves et explorez les symboles et les messages qui pourraient vous aider à comprendre et à libérer les blocages.

Chaque individu est unique, donc certaines techniques peuvent mieux fonctionner pour vous que d'autres. Expérimentez différentes approches et choisissez celles qui résonnent le plus avec vous et qui soutiennent votre intention de libération des blocages.

ÉPANOUISSEMENT SPIRITUEL :

Prières :

Médite sur l'épanouissement de ton cheminement spirituel.

Exemple de prière :

"Divine Présence, Source de Lumière infinie,

En cet instant sacré, je me tourne vers toi,

Afin de nourrir mon âme et mon esprit,

Pour qu'ils s'épanouissent dans la clarté.

Je reconnais que mon chemin spirituel est
unique,

Un voyage intérieur vers la connaissance et la
sagesse.

Je demande que tu m'accompagnes et me
guide,

Alors que je me connecte à ton amour
incommensurable.

Guide-moi à travers les voies de la
compréhension,

 Kris Roots

Ouvre mon esprit aux enseignements de l'univers.

Aide-moi à transcender les limites de l'ego,

Pour me connecter à la pureté de mon être intérieur.

Que chaque expérience soit une leçon de croissance,

Un pas de plus vers l'épanouissement spirituel.

Aide-moi à reconnaître les synchronicités et les signes,

Qui éclairent le chemin que je parcours avec foi.

Je choisis l'amour, la compassion et l'harmonie,

Pour guider mes actions et mes pensées quotidiennes.

Que mon cœur s'ouvre à la beauté du divin,

Et que mon esprit découvre la paix profonde en lui.

Je demande la clarté pour méditer et réfléchir,

Pour me connecter à la sagesse de mon être intérieur.

Puissent mes prières et intentions atteindre les cieux,

Et se manifester dans ma vie, jour après jour.

Merci pour le don de la spiritualité, une lumière éternelle,

Merci pour le voyage vers l'épanouissement spirituel.

Que chaque pas que je prends m'élève davantage,

Dans la lumière sacrée de ton amour infini.

Amen."

<u>Phytothérapie :</u>

Menthe poivrée : La menthe poivrée peut favoriser la clarté mentale et la concentration, ce qui peut être utile lors de la méditation et de la réflexion spirituelle.

Camomille : La camomille a des propriétés apaisantes qui peuvent aider à calmer l'esprit et à favoriser la connexion intérieure.

Lavande : La lavande est connue pour ses propriétés relaxantes. Elle peut aider à créer un état d'esprit calme et propice à la méditation.

Basilic sacré (Tulsi) : Le basilic sacré est réputé pour ses propriétés spirituelles et énergétiques. Il peut aider à équilibrer l'esprit et à favoriser la connexion spirituelle.

Sauge : La sauge est traditionnellement utilisée pour la purification et la clarté. Elle peut aider à éliminer les énergies stagnantes et à ouvrir la voie à la réflexion spirituelle.

Thé de Lotus : Le thé de lotus est souvent utilisé pour favoriser la relaxation et la méditation profonde, ce qui peut soutenir l'épanouissement spirituel.

Feuilles de Framboisier : Les feuilles de framboisier sont considérées comme favorisant la connexion avec la sagesse intérieure et l'intuition.

Passiflore : La passiflore a des propriétés relaxantes qui peuvent aider à calmer l'esprit et à favoriser la méditation.

Bouleau Blanc : Le bouleau blanc est souvent utilisé pour favoriser la clarté mentale et la réflexion spirituelle.

Feuilles de Ginkgo Biloba : Les feuilles de ginkgo biloba sont associées à la clarté mentale et à l'ouverture d'esprit.

Lorsque vous préparez votre infusion, prenez un moment pour vous connecter avec votre intention d'épanouissement spirituel. Buvez votre infusion avec gratitude et en gardant à l'esprit votre quête de sagesse intérieure et de connexion spirituelle.

<u>Acupression :</u>

Point de pression des sourcils (Yintang) : Situé entre les sourcils, au-dessus de la racine du nez, ce point peut aider à favoriser la clarté mentale et la relaxation.

Point du Troisième Œil (Yintang) : Également situé entre les sourcils, ce point est associé à la perception spirituelle et à l'intuition.

Point Couronne (Baihui, DU20) : Situé au sommet de la tête, ce point peut aider à favoriser la connexion avec le divin et à ouvrir la voie à l'épanouissement spirituel.

Point de la réunion de la vallée (He Gu, LI4) : Situé entre le pouce et l'index, ce point peut aider à libérer les tensions et à favoriser la détente, créant ainsi un espace pour la réflexion spirituelle.

Point de la mer d'énergie (Ren6) : Situé à environ deux travers de doigts en dessous du nombril, ce point peut aider à équilibrer les énergies et à soutenir la connexion avec le centre spirituel.

Point du Cœur (HT3) : Situé sur le poignet, ce point est associé à l'ouverture du cœur et à la connexion avec les émotions et la spiritualité.

Point de la porte de l'esprit (GV20) : Situé au sommet de la tête, ce point peut favoriser la relaxation et la clarté mentale, créant un espace propice à l'épanouissement spirituel.

Point du foie (LV3) : Situé sur le pied, entre le premier et le deuxième orteil, ce point peut aider à équilibrer les énergies et à soutenir la circulation harmonieuse de l'énergie.

Point Pericardium 6 (PC6) : Situé à environ trois largeurs de doigts au-dessus du pli du poignet, ce point est associé à la méditation et à la relaxation.

Point Bai Hui (DU20) : Situé sur le sommet de la tête, ce point est souvent utilisé pour favoriser la clarté mentale et la connexion avec le spirituel.

Lorsque vous stimulez ces points d'acupression, faites-le avec douceur et en vous concentrant sur votre intention d'épanouissement spirituel. Respirez profondément et laissez-vous guider par les sensations que vous ressentez. Vous pouvez utiliser des mouvements circulaires doux pour masser les points et favoriser le flux d'énergie.

Autres techniques :

Méditation : La méditation est l'une des pratiques les plus puissantes pour favoriser la connexion spirituelle. Elle permet de calmer l'esprit, de se centrer et d'accéder à un espace intérieur de paix et de clarté.

Pratique de pleine conscience : La pleine conscience implique de porter une attention consciente à chaque moment et à chaque activité. Cela peut aider à développer une plus grande conscience spirituelle dans la vie quotidienne.

Yoga : Le yoga combine le mouvement physique, la respiration et la méditation, ce qui en fait une pratique holistique pour cultiver la connexion spirituelle.

Rituels spirituels : Créez des rituels personnels, tels que l'allumage de bougies, la pratique de prières spécifiques ou la tenue d'un journal spirituel, pour nourrir votre connexion intérieure.

Lecture spirituelle : Lisez des textes spirituels, des livres inspirants et des enseignements qui résonnent avec votre chemin spirituel.

Retraites spirituelles : Participez à des retraites spirituelles pour vous immerger dans une expérience de croissance spirituelle plus profonde et concentrée.

Créativité artistique : L'expression artistique, qu'il s'agisse de peinture, d'écriture, de musique ou d'autres formes, peut aider à libérer la créativité et à se connecter avec l'âme.

Connexion avec la nature : Passez du temps en nature pour vous reconnecter avec les éléments et ressentir une profondeur spirituelle dans l'environnement qui vous entoure.

Guidance spirituelle : Consultez des mentors spirituels, des enseignants ou des guides pour recevoir des conseils et des enseignements sur votre chemin spirituel.

Service altruiste : Engagez-vous dans des actions de bienveillance envers les autres pour cultiver des qualités spirituelles telles que la compassion et l'amour universel.

Travail avec les rêves : Tenez un journal de rêves et explorez les messages et les symboles qui peuvent vous aider à comprendre votre chemin spirituel.

Pratiques énergétiques : Explorez des pratiques telles que le Reiki, le Qi Gong ou d'autres formes de guérison énergétique pour favoriser l'épanouissement spirituel.

Chaque personne a un chemin spirituel unique, alors expérimentez différentes techniques et choisissez celles qui résonnent le plus avec vous et qui soutiennent votre quête d'épanouissement spirituel.

RÉTABLISSEMENT APRÈS UNE MALADIE

Prières :

Prie pour une guérison complète et un rétablissement rapide.

Exemple de prière :

"Divine Source de guérison et de lumière,

En cet instant sacré, je m'adresse à toi,

Avec un cœur rempli de gratitude et d'espoir,

Alors que je chemine vers un rétablissement complet.

Je reconnais que ma maladie a été un défi,

Un moment de rupture et de transformation.

Aujourd'hui, je choisis la guérison et la force,

Je choisis de me rétablir avec ta bénédiction.

Je demande la guérison pour mon corps physique,

Que chaque cellule soit baignée de ta lumière curative.

Puissent mes organes retrouver leur équilibre naturel,

Et que ma vitalité soit restaurée avec douceur.

Je demande la guérison pour mon esprit,

Que les pensées de peur et d'incertitude se dissipent.

Guide-moi vers la sérénité et la clarté mentale,

Afin que je puisse avancer avec confiance.

Je demande la guérison pour mon cœur,

Que toute tristesse et douleur soient apaisées.

Permets-moi de retrouver la joie et la paix intérieure,

Et que chaque battement de cœur soit empli d'amour.

Je suis reconnaissant(e) pour les soins médicaux reçus,

Pour le soutien de mes proches et de la communauté.

Je remercie l'univers pour cette opportunité de guérison,

Et je m'ouvre à la grâce et à la bienveillance infinies.

Puissé-je retrouver ma force et ma vitalité,

Retrouver le bien-être dans chaque fibre de mon être.

Creative Consciousness Editions　　　　Kris Roots

Avec ta lumière, je me rétablis et je renais,

Prêt(e) à embrasser la vie avec une nouvelle énergie.

Je laisse cette prière entre tes mains aimantes,

Avec la foi que tu répondras à ma demande.

Merci pour ta guérison, ta lumière et ton amour,

Amen."

<u>Phytothérapie :</u>

Échinacée : Cette herbe est réputée pour stimuler le système immunitaire et soutenir la récupération après une maladie.

Gingembre : Le gingembre a des propriétés anti-inflammatoires et peut aider à stimuler la digestion et à renforcer l'énergie.

Réglisse : La réglisse peut aider à apaiser la gorge irritée et à favoriser la guérison tout en offrant une saveur douce.

Thym : Le thym est antiseptique et peut aider à calmer la toux tout en favorisant la guérison respiratoire.

Fleurs de sureau : Les fleurs de sureau sont connues pour leur soutien au système immunitaire et leur capacité à soulager les symptômes du rhume.

Menthe poivrée : La menthe poivrée peut aider à apaiser les maux d'estomac et à rafraîchir la bouche et la gorge.

Camomille : La camomille a des propriétés apaisantes et peut aider à détendre le corps pendant la période de récupération.

Ortie : L'ortie est riche en vitamines et minéraux et peut aider à renforcer le corps pendant la convalescence.

Citronnelle : La citronnelle a des propriétés antibactériennes et peut aider à stimuler l'immunité.

Mélisse : La mélisse peut aider à réduire le stress et favoriser la détente pendant la période de guérison.

Lorsque vous préparez votre infusion, choisissez les herbes qui correspondent le mieux à vos besoins et à vos symptômes. Assurez-vous également de vérifier les interactions possibles avec d'autres médicaments que vous pourriez prendre. Consultez un professionnel de la santé si vous avez des préoccupations médicales. Buvez votre infusion avec l'intention de guérir et de vous rétablir complètement.

Acupression :

Point du Troisième Œil (Yintang) : Situé entre les sourcils, ce point peut aider à calmer l'esprit et favoriser la relaxation.

Point de la Porte du Vent (Feng Chi, GB20) : Situé à la base du crâne, ce point peut aider à soulager les maux de tête et à détendre la nuque et les épaules.

Point du Quatrième Chakra (Anahata, VC17) : Situé au centre de la poitrine, ce point est associé à la guérison émotionnelle et physique.

Point du Troisième Chakra (Manipura, CV12) : Situé à environ quatre travers de doigts au-dessus du nombril, ce point peut aider à renforcer l'énergie et la digestion.

Point du Dixième Chakra (Baihui, DU20) : Situé au sommet de la tête, ce point est associé à l'équilibre énergétique global et à la vitalité.

Point de l'Estomac (ST36) : Situé sur la face extérieure de la jambe, sous le genou, ce point est souvent utilisé pour renforcer l'énergie et favoriser la récupération.

Point de la Rate (SP6) : Situé sur la face intérieure de la jambe, au-dessus de la cheville, ce point peut aider à renforcer le système immunitaire et à favoriser la guérison.

Point du Gros Intestin (LI4) : Situé entre le pouce et l'index, ce point est associé à la stimulation immunitaire et à la circulation d'énergie.

Point du Rein (KI3) : Situé sur la face intérieure de la cheville, ce point peut aider à renforcer l'énergie vitale et à soutenir la récupération.

Point de la Rate (SP21) : Situé sous l'aisselle, ce point est associé à l'énergie de la rate et peut aider à favoriser la guérison.

Lorsque vous stimulez ces points d'acupression, faites-le avec douceur et concentration. Utilisez des mouvements circulaires doux pour masser les points et favoriser le flux d'énergie. Respirez profondément et visualisez votre corps se renforcer et se rétablir à mesure que vous stimulez ces points.

<u>Autres techniques :</u>

Alimentation nourrissante : Optez pour une alimentation riche en nutriments, comprenant des légumes, des fruits, des protéines maigres et des grains entiers pour soutenir votre système immunitaire et votre énergie.

Hydratation adéquate : Buvez suffisamment d'eau pour maintenir une bonne hydratation, ce qui est essentiel pour la récupération.

Repos et sommeil : Accordez à votre corps le temps de récupérer en obtenant un sommeil de qualité et en vous reposant autant que nécessaire.

Exercice doux : Pratiquez des exercices doux et adaptés à votre niveau d'énergie pour maintenir la circulation sanguine, renforcer le système immunitaire et améliorer votre bien-être.

Gestion du stress : Utilisez des techniques de gestion du stress telles que la méditation, la respiration profonde et le yoga pour apaiser le système nerveux et favoriser la guérison.

Bains chauds : Prenez des bains chauds avec des sels d'Epsom pour détendre les muscles, favoriser la circulation et soulager les tensions.

Herbes et suppléments : Consultez un professionnel de la santé pour déterminer si des herbes ou des suppléments peuvent aider à soutenir votre rétablissement.

Massages : Des massages doux peuvent aider à soulager les tensions musculaires et favoriser la circulation sanguine.

Respiration profonde : Pratiquez la respiration profonde pour oxygéner le corps et favoriser la relaxation.

Visualisation : Visualisez votre corps en train de guérir et d'être revitalisé, en imaginant chaque cellule retrouvant sa vitalité.

Communication avec les médecins : Consultez régulièrement vos médecins pour un suivi approprié et suivez leurs recommandations.

Évitement des rechutes : Protégez-vous des infections en évitant les situations où vous pourriez être exposé à des germes.

Maintien d'une attitude positive : Cultivez une attitude positive envers votre rétablissement, en ayant confiance en votre corps et en faisant preuve de patience.

Rires et joie : Laissez place au rire, à la musique et à toute source de joie pour élever votre esprit et favoriser la guérison.

Rappelez-vous que chaque personne est unique, donc choisissez les techniques qui correspondent le mieux à vos besoins et à votre situation. Consultez un professionnel de la santé si vous avez des préoccupations spécifiques concernant votre rétablissement.

AMÉLIORATION DE LA CIRCULATION

Prières :

Prie pour une circulation sanguine optimale et une vitalité accrue.

Exemple de prière :

"Divine Source de guérison et d'harmonie,

En cet instant sacré, je m'adresse à toi,

Avec un cœur ouvert et plein de foi,

Pour solliciter ton aide dans mon parcours de guérison.

Je reconnais que ma circulation est essentielle,

Un flux vital pour chaque partie de mon être.

Aujourd'hui, je choisis de faire appel à ton pouvoir,

Pour améliorer ma circulation et rétablir l'équilibre.

Je demande que ton énergie curative circule à travers moi,

Écartant tout blocage et dissolvant toute stagnation.

Puissent mes vaisseaux sanguins être forts et fluides,

Et que chaque cellule soit baignée dans ta lumière bienfaisante.

Je te demande de guider mon cœur, siège de la vie,

Pour battre avec une rythmique parfaite et harmonieuse.

Que chaque pulsation soit une affirmation de santé,

Et que ma circulation soit un reflet de ton intelligence divine.

Je te remercie pour l'opportunité d'améliorer ma circulation,

Pour chaque battement de cœur qui résonne avec ta présence.

Je choisis la confiance en ton pouvoir de guérison,

Et je laisse aller toute préoccupation avec gratitude et sérénité.

Je permets à ton amour et à ta lumière de circuler à travers moi,

Guérissant chaque aspect de ma circulation et de ma santé.

Merci pour ta bienveillance, ton soutien et ton amour infini,

Amen."

Phytothérapie :

Gingko biloba : Cette herbe est réputée pour améliorer la circulation en favorisant la dilatation des vaisseaux sanguins et en augmentant le flux sanguin vers le cerveau et les extrémités.

Hawthorn (aubépine) : L'aubépine est connue pour renforcer le cœur et améliorer la circulation, en aidant à réguler la pression artérielle.

Feuilles de vigne rouge : Les feuilles de vigne rouge sont utilisées traditionnellement pour renforcer les veines et améliorer la circulation dans les jambes.

Ail : L'ail peut aider à dilater les vaisseaux sanguins, ce qui favorise la circulation et peut contribuer à maintenir une pression artérielle saine.

Gingembre : Le gingembre a des propriétés anti-inflammatoires et peut aider à améliorer la circulation en favorisant la dilatation des vaisseaux sanguins.

Cayenne : La cayenne est connue pour ses propriétés vasodilatatrices, ce qui peut améliorer la circulation en augmentant le flux sanguin.

Gotu kola : Cette herbe peut renforcer les parois des vaisseaux sanguins et améliorer la circulation dans tout le corps.

Ginseng : Le ginseng peut aider à améliorer la circulation en augmentant l'apport d'oxygène aux cellules et en favorisant la circulation sanguine.

Écorce de pin maritime : Cette herbe est riche en antioxydants et peut favoriser la circulation en renforçant les vaisseaux sanguins.

Romarin : Le romarin peut aider à améliorer la circulation sanguine et à stimuler le système circulatoire.

Lorsque vous préparez votre infusion, assurez-vous de suivre les instructions appropriées pour chaque herbe. Consultez un professionnel de la santé si vous avez des préoccupations médicales ou si vous prenez des médicaments, car certaines herbes peuvent avoir des interactions. Consommez ces infusions dans le cadre d'une alimentation équilibrée et d'un mode de vie sain.

<u>Acupression :</u>

Point du Troisième Œil (Yintang) : Situé entre les sourcils, ce point peut aider à calmer l'esprit et à réguler la circulation.

Point du Troisième Chakra (Manipura, CV12) : Situé à environ quatre travers de doigts au-dessus du nombril, ce point peut aider à stimuler la circulation et à renforcer l'énergie.

Point du Dixième Chakra (Baihui, DU20) : Situé au sommet de la tête, ce point est associé à l'équilibre énergétique global et peut aider à améliorer la circulation sanguine.

Point de la Rate (SP6) : Situé sur la face intérieure de la jambe, au-dessus de la cheville, ce point est connu pour renforcer l'énergie vitale et favoriser la circulation.

Point de la Veine Conception (Ren Mai, CV4) : Situé sur le bas de l'abdomen, ce point est associé à la circulation sanguine et à l'énergie générale.

Point du Foie (LV3) : Situé sur le dessus du pied, entre le gros orteil et le deuxième orteil, ce point peut aider à réguler le flux d'énergie et à favoriser la circulation.

Point du Rein (KI3) : Situé sur la face intérieure de la cheville, ce point peut aider à renforcer l'énergie vitale et à améliorer la circulation.

Point du Gros Intestin (LI4) : Situé entre le pouce et l'index, ce point est associé à la stimulation immunitaire et à la circulation d'énergie.

Point du Cœur (HT7) : Situé sur la face interne du poignet, ce point est connu pour réguler la circulation et calmer l'esprit.

Point du Quatrième Chakra (Anahata, VC17) : Situé au centre de la poitrine, ce point est associé à la circulation sanguine et à la santé cardiaque.

Lorsque vous stimulez ces points d'acupression, utilisez une pression douce et constante avec vos doigts ou vos pouces. Effectuez des mouvements circulaires ou appuyez pendant quelques minutes sur chaque point. Respirez profondément pendant que vous stimulez ces points pour faciliter la circulation de l'énergie à travers votre corps.

Autres techniques :

Exercice régulier : L'exercice cardiovasculaire, comme la marche, la natation, le vélo et la danse, peut aider à améliorer la circulation en stimulant le flux sanguin et en renforçant le système cardiovasculaire.

Massage : Un massage professionnel ou l'auto-massage des jambes et des bras peut stimuler la circulation en détendant les muscles et en favorisant le flux sanguin.

Bains contrastés : Alternez entre des bains chauds et froids pour encourager la dilatation et la contraction des vaisseaux sanguins, ce qui peut stimuler la circulation.

Hydrothérapie : Utilisez des compresses chaudes ou froides sur les zones spécifiques pour encourager le flux sanguin et réduire l'inflammation.

Alimentation équilibrée : Une alimentation riche en antioxydants, en oméga-3, en fibres et en nutriments peut favoriser la santé cardiaque et la circulation.

Élévation des jambes : Élevez vos jambes pendant quelques minutes plusieurs fois par jour pour faciliter le retour veineux et améliorer la circulation.

Évitez la sédentarité : Évitez de rester assis ou debout pendant de longues périodes. Changez de position régulièrement pour favoriser la circulation.

Maintien d'un poids santé : Maintenez un poids santé pour réduire la pression sur le système circulatoire et favoriser la circulation.

Évitez les vêtements serrés : Les vêtements trop serrés peuvent entraver la circulation sanguine. Optez pour des vêtements confortables.

Gestion du stress : Pratiquez la méditation, la respiration profonde, le yoga ou d'autres techniques de gestion du stress pour favoriser la relaxation et améliorer la circulation.

Soulagement de la pression : Utilisez des coussins spécialement conçus pour soulager la pression sous les pieds lorsque vous êtes assis.

Évitez le tabac et l'alcool : La consommation excessive d'alcool et la cigarette peuvent avoir un impact négatif sur la circulation. Évitez-les autant que possible.

Consultation médicale : Si vous avez des problèmes de circulation importants, il est important de consulter un professionnel de la santé pour obtenir des conseils et des recommandations appropriées.

Il est essentiel de choisir les techniques qui conviennent le mieux à votre situation et de les intégrer à votre routine de manière cohérente. Avant d'apporter des changements significatifs à votre mode de vie, il peut être judicieux de consulter un professionnel de la santé, en particulier si vous avez des problèmes de santé sous-jacents.

ACCEPTATION DU CHANGEMENT

Prières :

Médite sur l'acceptation et l'adaptation aux changements de la vie.

<u>Exemple de prière :</u>

"Divine Présence qui guide chaque moment de ma vie,

En ce moment sacré, je m'ouvre à ta sagesse infinie.

Je me tiens face au changement avec un cœur ouvert,

Prêt à embrasser les leçons et les opportunités qu'il offre.

Je reconnais que la vie est un flux en constante évolution,

Que chaque changement est une occasion de croissance et de transformation.

Aujourd'hui, je choisis d'accueillir le changement avec courage,

De lâcher prise des résistances et de la peur qui m'entravent.

Je me tourne vers toi pour trouver la paix intérieure,

Pour être guidé(e) dans chaque pas de ce voyage incertain.

Aide-moi à cultiver la flexibilité et la résilience en moi,

Afin que je puisse naviguer à travers les transitions avec grâce.

Que je puisse apprendre des défis et des nouvelles directions,

Que je puisse trouver la force d'abandonner le connu pour l'inconnu.

Je choisis d'embrasser chaque expérience comme une opportunité,

Pour grandir, m'épanouir et me rapprocher de ma véritable identité.

Je te remercie pour ta présence constante et aimante,

Pour les bénédictions cachées derrière chaque moment de changement.

Permets-moi d'accepter avec foi et confiance,

Le flot naturel de la vie, qui me guide vers l'abondance.

Que cette prière m'aide à m'élever au-dessus des doutes,

À embrasser le changement avec gratitude et certitude.

Amen."

<u>Phytothérapie :</u>

Camomille : La camomille a des propriétés relaxantes qui peuvent aider à apaiser l'anxiété et le stress liés au changement.

Mélisse : La mélisse a des propriétés calmantes qui peuvent aider à soulager les sentiments de nervosité et à favoriser un état d'esprit positif.

Passiflore : La passiflore est connue pour ses propriétés relaxantes qui peuvent aider à apaiser l'esprit et favoriser la sérénité.

Mauve : La mauve est souvent utilisée pour apaiser l'esprit et favoriser la tranquillité intérieure.

Avoine sauvage : L'avoine sauvage est réputée pour son effet calmant sur le système nerveux, ce qui peut aider à gérer le stress lié au changement.

Tulsi (basilic sacré) : Le tulsi est considéré comme une herbe adaptogène qui peut aider à réduire le stress et à favoriser l'équilibre émotionnel.

Lavande : La lavande a un parfum apaisant qui peut aider à calmer les émotions et à favoriser la relaxation.

Valériane : La valériane est souvent utilisée pour réduire l'anxiété et favoriser la relaxation.

Passiflore : La passiflore est réputée pour son effet calmant sur le système nerveux, ce qui peut aider à atténuer les tensions liées au changement.

Houblon : Le houblon peut avoir des propriétés relaxantes qui peuvent aider à apaiser l'esprit et à favoriser un état de détente.

Lorsque vous préparez une infusion avec ces herbes, suivez les instructions spécifiques pour chaque plante. Asseyez-vous dans un endroit calme et méditatif pendant que vous buvez votre infusion, en vous permettant de vous connecter avec vos émotions et d'ouvrir votre cœur à l'acceptation du changement.

<u>Acupression :</u>

Point du Troisième Œil (Yintang) : Situé entre les sourcils, ce point peut aider à calmer l'esprit et à favoriser la clarté mentale, ce qui peut faciliter l'acceptation du changement.

Point du Troisième Chakra (Manipura, CV12) : Situé à environ quatre travers de doigts au-dessus du nombril, ce point peut aider à renforcer la confiance en soi et à promouvoir un état d'esprit positif.

Point du Cœur (HT7) : Situé sur la face interne du poignet, ce point peut aider à apaiser les émotions et à favoriser un état d'ouverture et d'amour.

Point du Quatrième Chakra (Anahata, VC17) : Situé au centre de la poitrine, ce point est associé à l'équilibre émotionnel et à l'acceptation.

Point du Sixième Chakra (Ajna, VC20) : Situé entre les sourcils, ce point est associé à l'intuition et à la sagesse intérieure, ce qui peut aider à comprendre les changements de manière plus profonde.

Point du Septième Chakra (Sahasrara, DU20) : Situé au sommet de la tête, ce point est associé à la connexion spirituelle et peut aider à élever votre perspective sur le changement.

Point du Rein (KI3) : Situé sur la face intérieure de la cheville, ce point peut aider à renforcer la volonté et à favoriser la stabilité émotionnelle.

Point du Foie (LV3) : Situé entre le gros orteil et le deuxième orteil, ce point peut aider à équilibrer les émotions et à favoriser la résilience.

Point du Maître du Cœur (PC6) : Situé sur la face interne du poignet, ce point est associé à la paix intérieure et à l'ouverture du cœur.

Point du Poumon (LU1) : Situé près de la clavicule, ce point peut aider à libérer les émotions refoulées et à favoriser l'acceptation.

Lorsque vous stimulez ces points d'acupression, prenez le temps de vous détendre, de respirer profondément et de vous connecter avec vos émotions. Visualisez l'énergie circulant librement à travers ces points et favorisant l'acceptation paisible du changement.

Autres techniques :

Méditation : La méditation peut vous aider à cultiver la présence, à calmer l'esprit et à développer une attitude d'acceptation envers le moment présent et les changements qui se produisent.

Journaling : Écrire dans un journal peut vous permettre d'explorer vos pensées et émotions concernant le changement, vous aidant ainsi à mieux comprendre vos réactions et à les accepter.

Visualisation : Imaginez-vous en train d'accueillir le changement avec ouverture et curiosité. Visualisez-vous vous adaptant facilement aux nouvelles circonstances.

Pratique du lâcher-prise : Pratiquez l'art de lâcher prise en reconnaissant les choses que vous ne pouvez pas contrôler et en choisissant de vous concentrer sur ce que vous pouvez influencer.

Affirmations positives : Utilisez des affirmations positives pour renforcer votre confiance en vous et votre capacité à gérer les changements de manière positive.

Écoute de la musique apaisante : La musique peut avoir un effet apaisant sur l'esprit et peut vous aider à vous sentir plus centré(e) face aux changements.

Pratique de la pleine conscience : La pleine conscience consiste à porter une attention attentive au moment présent. Elle peut vous aider à accepter les changements avec plus de sérénité.

Célébration des réussites passées : Souvenez-vous des moments où vous avez fait face à des changements et les avez surmontés avec succès. Cela peut renforcer votre confiance en votre capacité à faire face aux défis.

Parler avec un ami ou un professionnel : Parler de vos sentiments et de vos préoccupations liées au changement avec quelqu'un en qui vous avez confiance peut vous aider à mieux les comprendre et à les accepter.

Développement de la résilience : Apprenez à développer votre résilience en vous concentrant sur vos forces et vos capacités à vous adapter aux situations nouvelles.

Cours sur la gestion du changement : Prendre un cours ou lire des livres sur la gestion du changement peut vous fournir des outils pratiques pour mieux gérer les transitions.

Yoga : La pratique du yoga peut favoriser une connexion plus profonde avec votre corps et votre esprit, vous aidant ainsi à développer un état d'esprit plus ouvert face au changement.

Consultation professionnelle : Si vous avez du mal à accepter le changement, consulter un professionnel de la santé mentale peut vous offrir un soutien et des techniques spécifiques pour faire face à vos émotions.

Choisissez les techniques qui résonnent le mieux avec vous et intégrez-les à votre routine quotidienne pour cultiver une attitude d'acceptation et d'ouverture face au changement.

RENFORCEMENT DES LIENS SOCIAUX

Prières :

Prie pour des relations sociales positives et épanouissantes.

Exemple de prière :

"Divine Source de connexion et d'amour infini,

En ce moment sacré, je me tourne vers toi.

Je reconnais l'importance des liens qui nous unissent,

Et je désire cultiver des relations profondes et bienveillantes.

Guide-moi dans la création de liens sincères,

Aide-moi à rayonner d'amour et de chaleur sincère.

Que chaque interaction que je partage soit empreinte d'authenticité,

Où la confiance et le respect fleurissent en toute simplicité.

Permets-moi de voir la lumière en chaque être,

De reconnaître les similitudes qui nous font nous sentir proches.

Aide-moi à écouter attentivement et à comprendre,

À tendre la main avec compassion, à chaque instant.

Je choisis d'être présent(e) dans chaque interaction,

De partager des moments de joie, de rire et d'affection.

Permets-moi d'apporter du réconfort en période de besoin,

De soutenir et d'inspirer ceux qui croisent mon chemin.

Guide-moi dans la création d'un espace de

partage,

Où les idées, les rêves et les préoccupations se

mêlent.

Que chaque relation soit une source

d'enrichissement mutuel,

Où nous grandissons ensemble, dans un

échange subtil.

Je te remercie pour les précieuses âmes que

j'ai rencontrées,

Pour les liens qui se renforcent et ne cessent

de grandir.

Permets-moi d'être un vecteur de positivité et

d'amour,

Dans le tissu interconnecté de nos vies, chaque jour.

Amen."

<u>Phytothérapie :</u>

Mélisse : Connue pour ses propriétés apaisantes, la mélisse peut favoriser un état d'esprit positif et détendu lors des interactions sociales.

Fleurs de sureau : Les fleurs de sureau sont associées à la protection et à l'amitié, et elles peuvent aider à créer une atmosphère chaleureuse lors des rassemblements sociaux.

Rose : Les pétales de rose symbolisent l'amour et l'affection. Une infusion à base de roses peut encourager l'ouverture du cœur et la connexion émotionnelle.

Camomille : La camomille a des propriétés apaisantes qui peuvent aider à réduire l'anxiété sociale et à favoriser une communication harmonieuse.

Lavande : La lavande a un arôme apaisant qui peut contribuer à créer une ambiance détendue et conviviale.

Tulsi (basilic sacré) : Le tulsi est connu pour ses propriétés adaptogènes, qui peuvent aider à réduire le stress et à favoriser des interactions positives.

Menthe poivrée : La menthe poivrée peut rafraîchir l'esprit et favoriser la clarté mentale, ce qui peut contribuer à des conversations fluides.

Hibiscus : L'hibiscus peut aider à éveiller l'enthousiasme et à stimuler la conversation lors des rassemblements sociaux.

Thé vert : Le thé vert contient de la L-théanine, qui peut favoriser la relaxation et la concentration, aidant ainsi à des interactions sociales plus profondes.

Réglisse : La réglisse peut aider à créer une atmosphère douce et harmonieuse lors des réunions sociales.

Lorsque vous préparez une infusion avec ces herbes, faites-le dans un esprit de convivialité et d'ouverture. Partagez ces infusions avec vos amis, votre famille ou vos proches pour créer des moments de connexion et de renforcement des liens sociaux.

<u>Acupression :</u>

Point du Cœur (HT7) : Situé sur la face interne du poignet, ce point est associé à l'ouverture du cœur et à la communication bienveillante.

Point du Maître du Cœur (PC6) : Également situé sur la face interne du poignet, ce point est lié à l'harmonie émotionnelle et à la convivialité.

Point du Troisième Œil (Yintang) : Situé entre les sourcils, ce point peut aider à favoriser la clarté mentale et à faciliter la compréhension mutuelle.

Point de la Confiance (CV17) : Situé au centre de la poitrine, ce point peut aider à renforcer la confiance en soi et envers les autres.

Point du Quatrième Chakra (Anahata, VC17) : Également au centre de la poitrine, ce point est associé à l'amour et à l'ouverture du cœur.

Point de la Gorge (LU1) : Situé près de la clavicule, ce point peut aider à améliorer la communication et à exprimer vos pensées avec clarté.

Point du Sixième Chakra (Ajna, VC20) : Situé entre les sourcils, ce point est associé à l'intuition et à la compréhension profonde.

Point du Rein (KI3) : Situé sur la face interne de la cheville, ce point peut aider à renforcer la confiance en soi et à équilibrer les émotions.

Point du Septième Chakra (Sahasrara, DU20) : Situé au sommet de la tête, ce point est associé à la connexion spirituelle et peut favoriser des interactions profondes.

Point du Sourire (ST3) : Situé près de la bouche, ce point peut favoriser l'expression faciale amicale et encourager des interactions positives.

Lorsque vous stimulez ces points, concentrez-vous sur l'intention de renforcer les liens sociaux, d'écouter attentivement et d'exprimer vos sentiments avec empathie. Prenez le temps de vous détendre et de respirer profondément tout en stimulant ces points pour favoriser une ambiance harmonieuse lors des interactions sociales.

<u>Autres techniques :</u>

Écoute active : Pratiquez l'écoute attentive en donnant toute votre attention à la personne qui parle. Posez des questions et montrez de l'intérêt pour ce qu'elle partage.

Communication non verbale : Utilisez des signes de communication non verbale positifs tels que le sourire, le contact visuel et la posture ouverte pour montrer que vous êtes ouvert(e) et accueillant(e).

Partage d'intérêts communs : Identifiez des sujets d'intérêt communs et engagez-vous dans des conversations stimulantes qui renforcent vos liens.

Sorties et activités ensemble : Participez à des activités ou à des sorties avec vos amis ou vos proches pour créer des souvenirs communs et renforcer vos liens.

Gestes de gentillesse : Faites preuve de gestes attentionnés, tels que l'envoi de messages de soutien ou le partage d'informations utiles, pour montrer que vous vous souciez des autres.

Organisation d'événements : Organisez des rassemblements informels, des fêtes ou des rencontres pour créer des occasions de socialisation.

Soutien en cas de besoin : Offrez votre soutien lorsque quelqu'un traverse des moments difficiles en exprimant votre empathie et en offrant votre aide.

Participation à des groupes : Rejoignez des groupes ou des clubs qui partagent vos intérêts pour rencontrer de nouvelles personnes et élargir votre cercle social.

Rire ensemble : Partagez des moments de rire et de détente pour créer une atmosphère joyeuse et positive.

Positivité et compliments : Encouragez les autres en leur donnant des compliments sincères et en mettant en avant leurs qualités positives.

Pratique de la gratitude : Exprimez votre gratitude envers les personnes importantes dans votre vie, montrant ainsi que vous appréciez leur présence.

Échange de perspectives : Écoutez et partagez des points de vue différents, ce qui peut enrichir vos interactions et favoriser la compréhension mutuelle.

Célébration des réussites : Célébrez les accomplissements et les réalisations des autres, créant ainsi une atmosphère d'encouragement et de positivité.

Service communautaire : Impliquez-vous dans des activités bénévoles ou des projets communautaires, ce qui peut vous aider à rencontrer de nouvelles personnes et à renforcer vos liens.

Cours et ateliers : Participez à des cours ou des ateliers sur des sujets qui vous passionnent, offrant ainsi des opportunités de rencontrer des personnes partageant les mêmes intérêts.

En mettant en pratique ces techniques, vous pouvez renforcer vos liens sociaux et créer des connexions plus profondes avec les autres.

REMERCIEMENTS

Écrire un livre sur les interactions entre prières, phytothérapie et techniques de guérison a été un voyage incroyable, et je ne pourrais pas l'avoir accompli sans le soutien, l'inspiration et les contributions de nombreuses personnes. Je tiens à exprimer ma gratitude sincère envers tous ceux qui ont contribué à la réalisation de cet ouvrage.

Je tiens à remercier tout particulièrement :

Ma famille et mes amis, pour leur encouragement constant, leurs idées et leur soutien inébranlable tout au long de ce projet.

Creative Consciousness Editions   Kris Roots

Les professionnels de la santé et les praticiens spirituels qui ont partagé leurs connaissances et leurs expériences, en apportant une perspective précieuse à cet ouvrage.

Mes éditeurs, relecteurs et toute l'équipe qui a contribué à façonner et à perfectionner ce livre, en transformant des idées en mots significatifs.

Les auteurs, chercheurs et enseignants qui ont préparé le terrain dans ces domaines, inspirant mon exploration et enrichissant la compréhension globale.

Les lecteurs, qui choisissent de partager ce voyage avec moi en ouvrant ces pages. Votre curiosité et votre engagement me motivent à continuer à écrire et à partager.

Chaque personne, chaque conversation, chaque moment de réflexion a contribué à faire de ce livre une réalité. Votre soutien et votre contribution ont fait de cette aventure une expérience significative.

Enfin, je tiens à exprimer ma reconnaissance envers l'univers, ou la force supérieure en laquelle vous croyez, pour nous guider sur ce chemin de découverte, de guérison et de croissance.

Avec toute ma gratitude,

Kris Roots.

Creative Consciousness Editions

Kris Roots